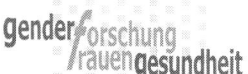

ISBN 978-3-938580-16-5
3. Auflage 2011

Copyright 2007 DIAMETRIC Verlag
Jutta A. Wilke e. K., Würzburg
Alle Rechte vorbehalten

Abbildungen: "Hieroglyphen" – Fesers Reich der Zeichen
Werke von Kathrin Feser, Veitshöchheim, Tusche auf Papier
www.circlefly.de

Umschlaggestaltung: Eckhard Hundt, München

Unter www.diametric-verlag.de finden Sie
• unser aktuelles Verlagsprogramm mit Leseproben
• kostenlose Auszüge unserer Titel zum Herunterladen
• unsere ebook-Reihe und Onlinepublikationen
• **frauenpower** Veranstaltungskalender
• Infos und Tipps *kritische* Frauengesundheit

Hinweis: Die im Buch veröffentlichten medizinischen Informationen und Ratschläge wurden mit größter Sorgfalt von Verfasserin und Verlag erarbeitet und geprüft. Eine Garantie kann jedoch nicht übernommen werden. Ebenso ist eine Haftung der Verfasserin bzw. des Verlages und seiner Beauftragten für Personen-, Sach- oder Vermögensschäden ausgeschlossen.

Geschützte Warennamen (Warenzeichen) werden nicht immer kenntlich gemacht. Aus dem Fehlen eines solchen Hinweises kann nicht geschlossen werden, dass es sich um einen freien Warennamen handelt.

Gudrun Brachhold

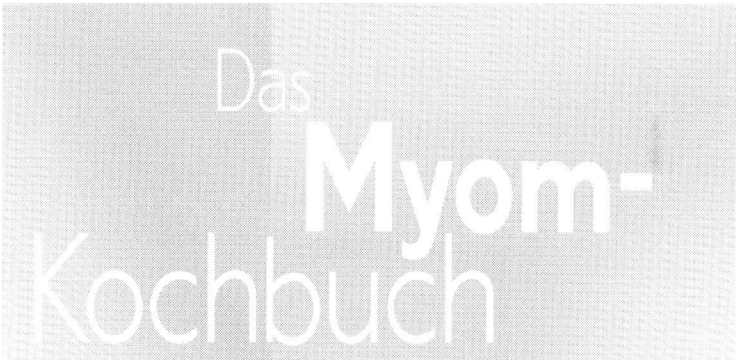

Für eine hormonfreie Ernährung

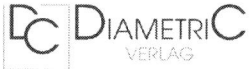

DANK

»Jeder muss seinen eigenen Weg finden. Jeder von uns trägt seine eigene Melodie in sich, und diese Melodie ist unser Leben. Alles, was wir denken, was wir sprechen, was wir tun, was wir fühlen, ist einzigartig.

Unsere Aufgabe ist es, all dies mit Harmonie und Disharmonie, mit Piano und Forte, zu unserer ureigenen Symphonie werden zu lassen. Erst dann sind wir angekommen, haben wir unser wahres Wesen, unsere Mitte gefunden.«

Für Anregungen und Korrekturen danke ich Rüdiger Köppe, Ria Lenders, Renate Seeger und Heide Wipper.
Dank auch an Kathrin Feser für ihre inspirierenden »Zeichen«.

Gudrun Brachhold

HIEROGLYPHEN – FESERS REICH DER ZEICHEN

»Bei Fesers Werken stellt sich sofort die Assoziation *Schrift* ein«, beschreibt Thomas Friedrich, Professor an der Fachhochschule Mannheim, Kathrin Fesers Arbeiten.

Rätselhaftes. Skuriles. Banales. Visuelles und Akkustisches von Bedeutung oder ganz bedeutungslos. Interpretiert und umgedeutet.

Kathrin Feser, u.a. Studium Freie Kunst am California College of the Arts, San Francisco, mit Abschluss Masters of Fine Arts, lebt und arbeitet in der Nähe von Würzburg. Wechselnde Ausstellungen in Deutschland, Frankreich und den USA, mit stetig wachsendem Fundus an Zeichen.

INHALT

13 Östrogene fördern das Wachstum von Myomen

22 Brief an meinen letzten Frauenarzt
24 Liste vollwertiger Ersatz-Lebensmittel
25 Was Sie beim Einkauf beachten sollten
26 Kräuter-Tipp

27 Vollwertige Frühstücksvariationen und Brotaufstriche

29 • Müslis

29 Frischkornbrei
30 Birchermüesli mit Sojacreme
31 Vollwert-Frühstück
31 Müslimischung

32 • Brotaufstriche

32 Grünkern-Brotaufstrich
33 Avocado-Brotaufstrich
33 Kichererbsen-Brotaufstrich

35 Pesto & Soßen

36 Meine Art Pesto
37 Eifreie Mayonnaise
38 Helle Soße, cholesterin- und hormonfrei
39 Frische Tomatensoße
40 Vegetarische Soße, dunkel

40 Gemüsesoße
41 Tomatensoße

43 Suppen

44 Tomatensuppe aus frischen Tomaten
45 Grünkern-Zucchini-Walnuss-Suppe
46 Gemüsesuppe mit Tofu
47 Suppe »aus Ecuador«
48 Blumenkohlsuppe mit Petersilie und Orangenstreifen
49 Bohnen-Kartoffel-Lauchsuppe
50 Tofu-Curry-Cremesuppe mit Walnüssen
51 Grünkernsuppe mit Gemüse
52 Rote-Bete-Suppe
53 Minestrone
54 Karotten-Orangen-Suppe
55 Left-over

57 Hauptgerichte

58 • Gemüse-Vielfalt

58 Zucchinigemüse mit Amaranth-Burger
59 Auberginen-Paprika-Gemüsepfanne
60 Grüne Bohnen mit Tomaten und glasierten Sonnenblumenkernen
61 Grüner Spargel mit Senfsoße
62 Grüner Spargel mit Austernpilzen
63 Frischer Grünkohl mit Sojawürstchen
64 Bohnengemüse mit vegetarischen Schnitzeln auf Kartoffelpüree
65 Brokkoli mit Riesengarnelen auf Kartoffelpüree
66 Gemüse-Terrine mit Kresse
67 Linsen-Gemüse-Curry
68 Blumenkohl-Linsen-Curry

Inhalt

69 Gebratene Tomaten mit Spiegelei und grünem Salat
70 Kohlrouladen mit Walnusssoße
71 Gemüsestrudel I
73 Gemüsekuchen
74 Gemüsestrudel II
76 Spinat-Linsen-Quiche
77 Römische Zucchini

78 ●Gemüse-Beilagen

78 Rosenkohl in pikanter Sauce
78 Lauch in pikanter Creme
79 Weißkraut
80 Bayrisch Kraut

81 ●Für Kartoffel-Fans

81 Kartoffelauflauf mit Blattspinat
82 Kartoffel-Gemüse-Gratin
83 Reibekuchen mit Zucchini
84 Grumbeerpannekuche (pfälzisch) mit Apfelmus
85 Kartoffelpüree mit Sauerkraut und Vollwert-Küchle

86 ●Reis-Kreationen

86 Gemüse-Reis-Pfanne
87 Mandelreis mit Brokkoli und Tomaten
88 Paella vegetarisch
89 Saftiger Reis mit Gurkensalat und Garnelen
90 Scharfer Kokosreis mit Auberginen und Paprika
91 Rosmarin-Reis

92 ●Hauptsache Nudeln

92 Gemüse-Tortellini mit Oliven-Mousse und Orangen-Feldsalat
93 Spaghetti mit Tofu-Tomatensoße

94 Gefüllte Tortellini auf Blattspinat mit Garnelen
95 Tagliatelle mit Käse-Spinat
96 Spaghetti mit Gemüse-Bolognese
97 Nudeln mit Macadamia-Kürbiskern-Spinatsoße

98 • Tofu, Soja & Co.

98 Tofu natur mit Paprikagemüse
99 Tofu-Geschnetzeltes mit gebratenen Auberginen
101 Curry-Tofu in Austernsoße
101 Tofu mit Auberginen in Kokosmilch
102 Tofu-Pilzragout mit Curry-Reisrand
104 Curry-Tofu mit Kohlrabigemüse
105 Curry-Tofu-Geschnetzeltes mit Nektarinen und Mandelblättchen
106 Gemüse-Ananas-Tofu
107 Soja-Geschnetzeltes – zubereitet als »Soße Bolognese«
108 Soja-Geschnetzeltes mit Esskastanien
109 Grünkern- oder Curry-Küchle mit Fenchelgemüse
110 Grünkern-Frikadellen mit Rote-Bete-Salat

111 • Fisch und mehr

111 Wildlachsfilet in Sojacreme-Soße mit Brokkoli-Karottengemüse
113 Wildlachs mit Reis-Fenchelgemüse in Sahnesoße
114 »Salmon« in Currysoße mit Basmati- und schwarzem Naturreis
115 Thunfischfilet mit Zitronensoße und Karotten
116 Thunfisch mit Mangoldgemüse in Austernsoße
117 Thunfisch und Garnelen in Rosmarinsoße
118 Victoriabarschfilet mit Kurkuma-Reis
119 Rotbarschfilet in Dillsoße
120 Ratatouille mit Rotbarschfilet und gerösteten Walnüssen
121 Rotbarschfilet in Tomatensoße
122 Rotbarsch-Geschnetzeltes in Creme-Soße

Inhalt

123 Rotbarsch-Geschnetzeltes mit Nüssen und Mandarinen
124 Schollenfilet mit Karottensalat
125 Seehecht, blau, mit Kürbiskern-Vollwertweizenmehl-Soße
126 Kabeljaufilet, gebraten, mit Karotten, roten Bohnen und Walnüssen
127 Bio-Seelachs-Geschnetzeltes mit gebratenem Chicorée und Grünkern
128 Alaska-Seelachsfilet mit Auberginen-Gemüse

129 Salate & Snacks

131 • Salate

131 Vinaigrette
131 Orangensoße
132 Avocadosalat mit Tomaten und Kürbiskernen
133 Feldsalat mit Krabben und gerösteten Cashew-Kernen
134 Rotkrautsalat
135 Kartoffelsalat
136 Kartoffelsalat mit Kichererbsen und Tofu
137 Bohnen-Paprika-Mais-Salat
138 Grüner und roter Bohnen-Salat mit Mais, Grünkern und Nüssen
139 Karottensalat
140 Selleriesalat mit Tofu und Birnen
140 Waldorfsalat
141 Bohnen-Thunfisch-Salat
141 Matjessalat »Heide"
142 Rote-Linsen-Salat

143 • Snacks

143 Vollkorn-Ciabatta mit Knoblauch-Bruschetta, roten Bohnen, Walnüssen und Ruccola-Salat
144 Maismehltortillas mit Oliven

145 Kuchen & Desserts

147 •Vollwertmehl-Kuchen

147 Schokoladenkuchen
148 Apfelkuchen mit Schokoladenkrümeln
149 Obstkuchen
150 Apfel-Streusel-Kuchen
151 Karottenkuchen

152 •Desserts

152 Frischer Obstsalat
153 Frische Brombeeren in Soja-Sahne-Soße
153 Schokoladencreme
154 Reisküchlein mit Rhabarber
155 Zitronen-Mousse
155 Zitronen-Kaltschale
156 Gebratene Köstlichkeiten
157 Soja-Milch-Reis

159 Literaturverzeichnis
160 Sachregister

ÖSTROGENE FÖRDERN DAS WACHSTUM VON MYOMEN

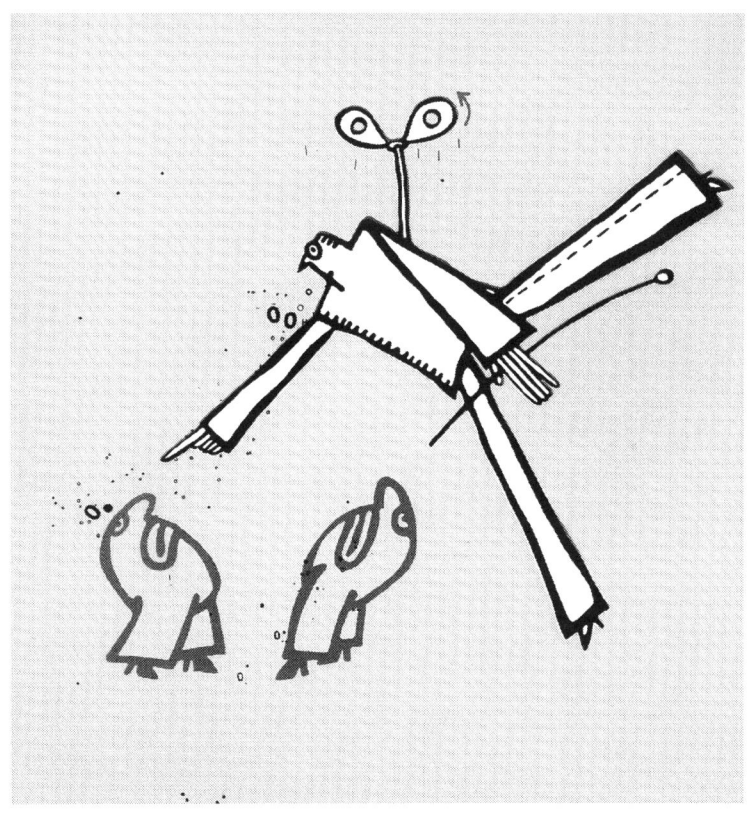

Wunderbarer Körper einer Frau
Geschmeidige Rundung der Hüften
duftig seidiges Haar
und ein Korallenmund
Samtige Haut
mit weichen Brüsten
schutzspendend und sanft
gebettet am ewigen Puls des Lebens
Waagrecht liegendes Schamdreieck
verlockend auf einem Hügel gelegen
Die Vagina
die Rosenblättrige
wie sie duftet
und wie viel Lust sie schenkt
Die Klitoris
Perle der endlosen Ekstase
in den Venuslippen versteckt
Die Gebärmutter
der Kopf eines Stieres mit Hörnern
Der Zyklus
rhythmisch wie die Jahreszeiten der Welt
Die Fähigkeit
Leben zu schenken
Der Bauch rundet sich
und sinkt tiefer zur Erde
Die Geburt
ehrfurchtgebietend
bahnt sich ein neuer Mensch seinen Weg
und die Brüste werden zum Land
in dem Milch und Honig fließen
Wunderbarer Körper einer Frau

Lili Stollowsky:
Kostbare Grünbraunblau Gesprenkelte Sterne

Myome sind gutartige Geschwulste an der Gebärmutter. Medizinisch notwendig sind Behandlungen eigentlich nur bei Beschwerden oder sehr schnellem Wachstum. Ansonsten reicht eine regelmäßige ärztliche Beobachtung in ca. halbjährlichem Abstand. Myome wachsen unter Östrogeneinfluss, sodass sie sich während der Wechseljahre häufig wieder zurückbilden oder ganz verschwinden, es sei denn, dass eine Hormonbehandlung begonnen wird.

Die Erkenntnisse aus der Naturheilkunde zeigen, dass Myome auf Belastungen und Stress ebenfalls mit Wachstum reagieren, aber gut mit alternativen Heilmethoden therapierbar sind. Trotzdem wird immer noch vielen Frauen bei Myomen vorschnell zu einem operativen Eingriff oder der Entfernung der Gebärmutter geraten. Doch nicht die Gebärmutter ist überflüssig, sondern nach offizieller Schätzung 80 Prozent dieser Operationen. Da Frauen die Konsequenzen und Folgen der Entscheidung am eigenen Körper austragen müssen, sind Information und Beratung besonders wichtig.

Dr. Rüdiger Dahlke kritisiert dazu in seinem Buch *Krankheit als Sprache der Seele*: ... »Wer Frauen Angst macht, sie würden sich die Knochen brechen, wenn sie keine Östrogene schlucken, muss sich u. a. fragen lassen, wie denn Milliarden Frauen vor der Östrogen-Mode diese gefährlichen Zeiten ohne knöcherne Einbrüche überstanden haben, ja, wie es viele ältere Frauen noch heute schaffen. Dieses Argument wird an Frechheit nur noch überboten von jenem anderen, in der *wechsel*vollen Zeit kaum weniger beliebten: 'Wenn Sie sich die Gebärmutter nicht herausnehmen lassen, könnte sie böse entarten'. Mit der gleichen Logik könnte man zur Amputation der Arme raten. Immerhin könnten sie ja Hautkrebs bekommen und entarten. Solche Panikmache hat nicht nur zu einer beispiellosen Steigerungsrate bei Gebärmutteroperationen geführt, sondern auch eine bedenkliche Verunsicherung verbreitet. Natürlich gibt es nach wie vor Situationen, in denen eine Gebärmutter herausgenommen werden sollte. Wie soll aber die Frau wissen, ob ihr Gynäkologe am Kreuzzug gegen die Gebärmutter teilnimmt oder fundierte medizinische Gründe hat? ...«

Seit mehr als 20 Jahren habe ich Myome, und die meisten von mir konsultierten Frauenärzte und -ärztinnen rieten ebenfalls immer wieder, wegen der Häufigkeit der Myome die Gebärmutter entfernen zu lassen. Der unverschämteste Kommentar, den ich während meiner Odyssee von einem Arzt zu hören bekam, war: »Was haben Sie denn da für einen Kartoffelsack hängen. Da müssen Sie sich aber was überlegen!« Im Klartext: »Lassen Sie sich die Gebärmutter entfernen!«

Ich stand jedoch nie hinter dieser Operation, da ich zum einen meine »Mitte« nicht verlieren wollte, zum anderen des öfteren den Verdacht hatte, dass bei einigen behandelnden Ärzten und Ärztinnen nicht nur die Geringschätzung weiblicher Organe hier eine Rolle spielte, sondern auch finanzielle Interessen. Denn eine Hysterektomie ist allemal lukrativer als die Fallpauschale für eine Entbindung.

Erfahrungsgemäß macht Not erfinderisch. Es war eine Minute vor zwölf. Der Operationstermin stand fest, und mir ging es ziemlich schlecht. Ich war innerlich immer noch gegen diese OP, obwohl (fast) alle auf mich einredeten wie die Propheten.

Verzweifelt, weil ich meine Gebärmutter »nicht hergeben« wollte, vertraute ich als gläubiger Mensch auf Gott, dass er mir helfen würde. Die Antwort kam einige Tage vor der geplanten OP in Form eines Flyers des Feministischen Frauengesundheitszentrums (es gibt keine Zufälle!).

Kurz vor dem Vortrag beim FFGZ suchte ich noch einmal meinen homöopathischen Hausarzt auf. Ich wollte mir Rat bei ihm holen, weil auch er nicht für diese OP war, merkte aber, dass er hier nicht für mich entscheiden konnte. Also hörte ich mir den Vortrag über Myome an, und an diesem Tag - es waren genau zwei Tage vor der geplanten Operation - entschloss ich mich, mein Leben total umzustellen und meine Gebärmutter nicht entfernen zu lassen.

Bei diesem Vortrag und den nachfolgenden persönlichen Beratungsgesprächen im FFGZ erfuhr ich, dass die Gebärmutter nicht nur zum »Gebären« da ist, sondern noch andere Funktionen hat. Die Gebärmutter ist ein zentrales Organ. Sie ist das weibliche Organ schlechthin, das auch für Kreativität steht. Sie reguliert die Feuchtigkeit in der Vagina, versorgt die Eierstöcke mit Blut, und ist am Orgasmus (kontrahiert) beteiligt, dessen Erleben sich nach einer Entfernung verändern kann. Die Frage danach hatte ich vor Jahren einer Frauenärztin gestellt, die darauf keine Antwort zu geben vermochte.

»Myome sind Notlösungen des Körpergeschehens!« Lebensführung und emotionale Belastungen aller Lebensbereiche können sie auslösen. Ich lernte, dass Beckenbodengymnastik die weiblichen Organe stärkt, Bauchtanz den ganzkörperlichen Energiefluss anregt; Akupunktur und Fußreflexzonenmassage dafür geeignet sind, positiv Einfluss auf Myome zu nehmen, und bei der Osteopathie Blockaden im Körper gelöst werden.

Und: Östrogene fördern das Wachstum der Myome.

Hätte ich das früher gewusst, hätte ich meine Lebensweise und Ernährung schon vor Jahren geändert. Aber keine/keiner der Frauenärztinnen und –ärzte hat mich jemals auch nur andeutungsweise darauf aufmerksam gemacht.

Mir blieb wenig Zeit zum Nachdenken. Am übernächsten Tag sollte ich operiert werden! Ich fragte mich, wie meine Myome entstanden sein könnten. Und in mir wusste ich sofort die Lösung: »unerfüllter Kinderwunsch, Partnerschaftsprobleme, Liebesentzug, und, und, und ...«.

Ich machte mir so meine Gedanken ... Wenn die sexuelle Energie nicht fließen kann und ein Stau entsteht, kann das organische Folgen haben? Wenn ich als Frau in der Partnerschaft auf der Strecke bleibe, immer »zu kurz komme«, der Partner keine Rücksicht auf meine Gefühle nimmt, welche körperlichen Auswirkungen hat das?

Diese gelebten Informationen sind im Körper gespeichert, auch wenn in einer späteren Partnerschaft andere positive Erfahrungen erlebt werden. Niemals zuvor waren mir die eigenen persönlichen Umstände und Bedingungen so bewusst wie am Abend nach diesem Vortrag.

Es lohnt sich, über die »blockierte Energie« im Beckenbereich nachzudenken! Sich die Wut, die frau hat, einzugestehen, sich ihrer bewusst zu werden und letztendlich zu versuchen, sie loszulassen. Der erste Schritt ist Wahrheit und Wahrhaftigkeit. Das ist nicht einfach, aber einen Versuch ist es wert. Christiane Northrup beschreibt in ihrem Buch *Frauenkörper – Frauenweisheit,* wie Myome durch Erinnern und Verarbeiten alter Erfahrungen bis zum Verschwinden gebracht werden.

Krankheit erscheint immer aus Komponenten einer seelisch-geistigen, emotionalen, physischen und sozialen Dimension zusammengesetzt. Oft müssen wir deshalb in unserem Leben etwas verändern, damit wir wieder ins Lot kommen. Es ist nicht einfach, dies zu erkennen und zu akzeptieren. Vor allem, wenn dieses Etwas, das verändert werden muss, nicht so aussieht, wie wir das gerne hätten.

Ich für meinen Teil beschloss als erstes: Leber stärken und Stoffwechsel in Schwung bringen. Das heißt: kein Fleisch, keinen Käse, wenig Kaffee, keinen (oder wenig) Alkohol.

Um den Stoffwechsel zu entlasten, habe ich von nun an weitgehend auf Weißmehlprodukte und weißen raffinierten Zucker verzichtet, stattdessen Vollkorn- und Dinkelprodukte und zum Süßen in Maßen braunen Zucker (ich bevorzuge Rohzucker aus Zuckerrohr, Ahornsirup, Ur-Süße oder Honig) verwendet.

Grünkern (unreif geernteter Dinkel) entgiftet und reinigt den Körper. Chicorée, Artischocke, Endiviensalat und alles, was milchsauer vergoren ist, wie Sauerkraut und Rote Bete, stärken die Leber.

Heilpflanzen, die immer wieder unterstützend bei Myomen genannt werden, sind die Schafgarbe, das Hirtentäschelkraut und der Frauenmantel. Sie sollen die Fettverdauung verbessern – was nach der Traditionellen Chinesischen Medizin und ernährungsorientierten Theorien bei Myomen angezeigt ist und auch damit zusammenhängen könnte, dass Fett eher auf der Östrogenseite wirkt.

Um die Ausscheidungsfunktion der Leber zu unterstützen, empfiehlt sich u. a. ein Tee mit Bitterstoffen:

1 Teil zerstoßene Mariendistelsamen und
1 Teil Löwenzahnwurzel.
Die Mischung mit kochendem Wasser übergießen, 10 Min. ziehen lassen und vor jeder Mahlzeit eine Tasse in Ruhe trinken.

Das Symptom »Myom« ist für die klassische Homöopathie nicht ausreichend, um ein passendes Mittel zu finden, da in der Homöopathie nicht die pauschale Behandlung einer Erkrankung, sondern nur die individuelle Therapie des Kranken selbst zum Erfolg führt. Dazu ist es nötig, neben den zur Krankheit gehörenden Symptomen auch die ganz persönlich zur betroffenen Patientin gehörenden zu berücksichtigen. Hilfreiche Informationen dazu finden sich in der Broschüre des FGZ München: *Myome* von Karin Schönig.

Welcher Heiltee oder welches homöopathische Mittel für Sie passend ist, sollte in jedem Fall von einer/einem homöopathisch oder naturheilkundlich erfahrenen Ärztin/Arzt erst nach einer Anamnese entschieden werden! Von einer Selbstmedikation ist abzuraten.

Bei Myomen ist die Periodenblutung häufig besonders stark, was zu einem Eisenmangel führen kann. Um den erhöhten Eisenbedarf zu decken, sollten Sie viel grünes Gemüse essen. Die Eisenresorption kann auch dadurch verbessert werden, indem Sie zusätzlich Vitamin C zu eisenreichen Speisen einnehmen.

Soja- und Tofu sind eiweißreich und vermindern Hitzewallungen in den Wechseljahren. Vegetarische Brotaufstriche aus dem Bioangebot schmecken ausgezeichnet. Ab und zu ein Ei schadet nicht; und ein Gläschen Wein trinken darf man auch. Das ist gut für die Seele, wenn man es nicht übertreibt und mit Genuss trinkt.

Auch Heilerde-Packungen auf den Bauch gelegt, regen den Unterbauch an. Außerdem viel Bewegung, die für den Unterbauch geeignet ist, wie Bauchtanz, Beckenboden-Gymnastik und Luna-Yoga (speziell für Frauen nach Adelheid Ohlig). Ich habe auch in dieser Zeit angefangen, täglich Fahrrad zu fahren, weil es sowohl meinem Körper als auch meiner Seele sehr gut tut. Außerdem ist es ein wunderbarer Ausgleich zum Stress im Beruf und Alltag. Ich kann jeder Frau nur empfehlen, sich eine Sportart zu suchen, die Spaß und Freude an der Bewegung schafft und deshalb kontinuierlich gemacht wird. Und meiner Meinung nach sollte es an der frischen Luft sein!

Mit Staunen merkte ich, dass ich immer empfänglicher wurde und mir plötzlich vieles »zufiel«, nur weil ich mich intensiver mit dem Thema auseinanderzusetzen begann. Ich begriff, wenn ich nichts tue, dann tut sich auch in meinem Bauch nichts. Denn selbst wenn ich mir alles herausschneiden lasse – solange ich nicht erkenne, wie meine Myome mit den Umständen zusammenhängen, und demgemäß nicht verändert handele, kann eine Erkrankung an einer anderen Stelle im Körper entstehen!

Es gibt vieles mehr, was den Körper bei seiner Selbstheilung unterstützen kann. Wichtig erscheint mir, den eigenen weiblichen Organen mehr Aufmerksamkeit und Wertschätzung zu schenken und liebevoll an sie zu denken. Die Beratungsgespräche beim Frauengesundheitszentrum haben mich darin bestärkt, alternative Heilmethoden auszuprobieren und nach einer für mich richtigen Selbsthilfe zu suchen. Neben begleitenden Maßnahmen habe ich meine Ernährung konsequent umgestellt und damit erreicht, dass das Wachstum meiner Myome nicht nur zum Stillstand kam, sondern sich diese sukzessive zurückgebildet haben.

Konkrete Hinweise auf den Einfluss der Ernährung liefern auch die von Angelika Koppe beschriebenen Körperreisen von Frauen mit Myomen, bei denen die inneren Bilder ganz praktische Anweisungen zur Ernährung enthielten, wie beispielsweise Hirse und Äpfel essen, Kieselsäure zu sich nehmen (*Koppe; Mut zur Selbstheilung nach der Methode Wildwuchs*).

Ich möchte jede Frau, die Myome hat, dazu ermutigen, bevor sie sich zu einem operativen Eingriff an der Gebärmutter entschließt – egal ob organerhaltend oder gebärmutterentfernend – es mit alternativen Heilmethoden und einer hormonfreien Ernährung (dazu gehört auch der Verzicht auf Hormontabletten) zu versuchen. Denn Sie haben in der Regel nichts zu verlieren – außer Ihrer Gebärmutter. Und jeder operative Eingriff ist immer eine Verletzung des Körpers.

Es erfordert Energie und Kraft, da unser tägliches Umfeld oft erst einmal mit Unverständnis reagiert. Aber es lohnt sich, konsequent zu bleiben und den eigenen Standpunkt zu vertreten, und auf Hormone zu verzichten. Die von mir im Selbstversuch zusammengestellten und erprobten Rezepte mögen die Leserinnen, die denken wie ich, bei ihrem Widerstand unterstützen.

Da ich gerne koche, aber meistens wenig Zeit dafür bleibt, sind die meisten Gerichte schnell und unkompliziert zuzubereiten. Alle in den Rezepten angegebenen Zutaten sind hormonfrei, wobei das »Myom-Kochbuch« weder vegetarische noch vegane Küche ist! Denn im Unterschied zur vegetarischen Kost, die nur auf tierische Produkte, wie Fleisch und Wurst verzichtet, enthält die hormonfreie Ernährung auch keine Milch oder Milchprodukte, wie Butter, Käse, Quark oder Joghurt. Dagegen dürfen Honig oder auch Fisch (sofern nicht aus Zuchtbetrieb) gegessen werden.

Da so gut wie jeder lebende Organismus ganz natürlich in der einen oder anderen Form Wachstumshormone produziert, die wir durch den Verzehr zu uns nehmen, habe ich mich für einen völligen Verzicht auf tierische Lebensmittel, die Östrogene enthalten, entschieden. Dazu gehören beispielsweise auch Biofleisch oder Wild. Produkte mit pflanzlichen Hormonen, sogenannten Phytohormonen, sind dagegen erlaubt, da sie nicht mit unserem Östrogen identisch sind und keinen Einfluss auf Myome nehmen. Einige dieser Produkte, wie z. B. Weizenkleie oder Sojabohnen, stehen sogar in dem Ruf, östrogenhemmend zu wirken.

Eines sollten Sie aber beachten: Unsere körpereigenen Systeme funktionieren so individuell abweichend, wie wir als Personen individuell sind. Und nicht alles passt für jeden. Wenn Sie nicht ganz auf Fleisch oder ein Milchprodukt verzichten können oder wollen, dann sollten Sie auf vertrauenswürdige Bio-Produkte zurückgreifen, bei denen gewährleistet ist, dass wenigstens keine Wachstumshormone zugefüttert wurden.

Und: Die Ernährung ist nur ein Faktor von mehreren. Denn Hormone begünstigen zwar das Wachstum von Myomen, sind aber nicht zwangsläufig deren einzige Ursache. Es gehört somit auch eine ganze Portion Eigeninitiative und eine genaue Prüfung der eigenen Lebensumstände dazu, als nur die Änderung der Essgewohnheiten.

Probieren Sie die hormonfreie Ernährung einfach zwei bis drei Monate aus und beobachten Sie, wie Sie sich dabei fühlen, und ob ein Wachstumsstopp der Myome eingetreten ist.

Die Gerichte, die mit viel Liebe zusammengestellt sind, schmecken und enthalten alle wichtigen Vitamine, Mineralstoffe und Proteine. Ich wünsche Ihnen, liebe Leserin, genussvolles Ausprobieren.

Brief an meinen letzten Frauenarzt

Sehr geehrter Herr Dr. X, nachdem nun etwa vier Monate vergangen sind, seit ich bei Ihnen in Behandlung war und Sie mir rieten, mir die Gebärmutter herausnehmen zu lassen, möchte ich Ihnen mitteilen, dass ich meine Gebärmutter noch habe und es mir gut geht.

Leider haben Sie mir keine andere Option als eine Operation vorgeschlagen, obwohl doch sehr viele alternative Methoden auf Ihrer auffallend glänzend roten Visitenkarte stehen. Aus diesem Grund hatte ich Sie damals aufgesucht. Außerdem haben Sie mich nicht darüber aufgeklärt, dass die Gebärmutter noch andere Funktionen hat, als nur die zu »gebären«, und welche Folgen dies für mich hat. Sie fragten mich lediglich nach dem Alter und meinten dann: »Da brauchen Sie ja ihre Gebärmuter nicht mehr.« Die Beratung musste ich mir woanders holen, und mir ging es weiß Gott sehr schlecht in dieser Zeit.

Ich habe die Operation zwei Tage vor dem Termin abgesagt, da mir das Feministische Frauengesundheitszentrum in Köln mehr sagen konnte als Sie und je ein anderer Frauenarzt vor Ihnen. ... Es gibt andere Methoden, als gleich die Gebärmutter zu entfernen! Ich mache seither sehr aktiv Beckenboden-Training sowie Akupunktur, Chinesische Medizin, Osteopathie, Luna-Yoga, und was sehr wichtig ist: Ich habe mich auf eine hormonfreie Ernährung umgestellt, da Hormone die Myome wachsen lassen. Kein Frauenarzt und keine Frauenärztin haben mich je darauf hingewiesen. Die Myome habe ich ja schon länger. Und es ist geradezu eine Schande, dass einige Ihrer Kollegen mir noch geraten haben, Hormone zu nehmen.

Gott sei Dank habe ich in den letzten 20 Jahren mehr auf meine Gefühle gehört als auf den Rat der Frauenärzte, und habe nie Hormone genommen. Und ich bin sehr froh, endlich eine Ärztin gefunden zu haben, die wirklich ganzheitlich behandelt und dies nicht nur auf ihrem Schild stehen hat. Im übrigen ist ein Myom bereits nach dieser relativ kurzen Zeitspanne zurückgegangen! ... Ich schreibe Ihnen diesen Brief, sehr geehrter Herr Dr. X, damit Sie vielleicht in Zukunft mehr Rücksicht auf die Gefühle von Frauen nehmen und vor allem Patientinnen besser aufklären als in der Vergangenheit.

Mit freundlichen Grüßen
Gudrun Brachhold

Liste vollwertiger Ersatz-Lebensmittel*

Anstelle von

Kuhmilch:	Sojamilch, Hafer- oder Reis-Drinks, Kokosnusscreme (leicht verdünnt), Kokosnussmilch
Butter:	reine Pflanzen-Margarinen, ohne gehärtete Fette
Ei:	Bananen, Tomatenmark, verquirlte Avocado
Weißmehl:	Sojamehl, Vollkorn-Weizenmehl, -Roggenmehl, Maismehl
Bolognese:	mit Sojagranulat anstelle von Hackfleisch, bestreut mit Gomasio (eine Mischung aus gerösteter Sesamsaat, die mit Meersalz vermahlen wird; ersetzt den Parmesan!)
Gelatine:	Agar-Agar
Sauerrahm oder Crème fraîche:	Sojacreme (z. B. »Soja-Dream« oder »Soja-Cuisine«)
Käse:	Scheese, eine Wortneuschöpfung aus dem englischen *Cheese*: rein vegetarischer Käse. Die Basis bildet Sojamilch.
Wurst:	Vegetarische Brotaufstriche auf der Basis von Hefeextrakt, Soja, Lupine, Gemüse-Nuss-Mischungen
Fleischersatz:	Amaranth

* »Natur und Heilen« – mit freundlicher Genehmigung der Redaktion.

Was Sie beim Einkauf beachten sollten

Nur wenn frau »Gesundes rein tut, kann Gesundes rauskommen«. Das beginnt beim Einkauf. Es braucht zu Beginn etwas Zeit und Aufmerksamkeit, bis Sie herausgefunden haben, welche Produkte sich eignen. Denn weder die Bezeichnung »Reformhaus« noch »Bio« bieten dafür eine Garantie.

Greifen Sie möglichst zu Lebensmitteln, die ohne genmanipulierte Zusätze, Konservierungsstoffe und Farbstoffe auskommen. Besonders Soja und Mais können genmanipuliert sein. Deshalb sollten Sie bei Soja- und Maisprodukten immer auf Bioware achten.

Nehmen Sie keine Margarine, die gehärtete Fette enthält, und vermeiden Sie Nahrungsmittel mit Geschmacksverstärkern wie Glutamat (z. B. in Crackern, Kartoffelchips etc.).

Wenn Sie auf tierische Produkte, wie Fleisch, nicht ganz verzichten können, dann möglichst vom Biobauern. Aber auch da gibt es erhebliche Unterschiede bei den Anforderungen hinsichtlich Anbau, Aufzucht und Verarbeitung. Zu den Produkten mit den qualitativ höchsten Anforderungen gehören beispielsweise Lebensmittel von Alnatura, Demeter, Rapunzel oder Bioland. Auch Eier sollten, wenn schon nicht vom Biohof, dann aus Freilandhaltung stammen. Denn eine artgerechte Tierhaltung reduziert den Einsatz von Medikamenten und Hormonen.

Fisch aus Zuchtbetrieben ist häufig mit Medikamenten belastet. Zuchtlachs beispielsweise erhält sein rötliches Fleisch durch die Zufütterung von Farbstoffen, da die natürliche Nahrungsgrundlage, der Krill, fehlt.

Achten Sie auf hochwertige kalt gepresste Öle.

Gemüse und Obst aus der Region sind meistens weniger mit Schadstoffen belastet, da aufgrund der kurzen Transportwege keine zusätzliche Konservierung durch Bestrahlung oder Wachse notwendig wird. Geeignet ist aber auch Gemüse aus der Tiefkühltruhe.

Ungebleichtes, handgeschöpftes Meersalz ist nicht nur besonders wohlschmeckend, sondern auch ein sehr hochwertiges Produkt, das im Gegensatz zu industriell verarbeitetem Salz noch alle wertvollen Inhaltsstoffe besitzt. Bestens geeignet zum Würzen von Pfannengerichten und Salaten.

Kräuter-Tipp

- Kräuter – wenn möglich – immer frisch verwenden. Der Vitamingehalt ist bei frischen Kräutern am höchsten. Für gekochte Gerichte eignen sich in Öl marinierte Kräuter, da diese besonders aromatisch sind.
- Frische Kräuter erst kurz vor Verwendung hacken oder klein schneiden und an die Gerichte geben. Das schont Aroma und Nährstoffgehalt. Vorher gut waschen und mit Küchenpapier abtupfen. Rosmarin kann dagegen auch frisch mitgekocht werden.
- Ein Wiegemesser erzielt beim Zerkleinern das beste Ergebnis. Auf keinen Fall sollten Sie die Kräuter pürieren.
- Tiefgefrorene Kräuter ohne aufzutauen verwenden.
- Oregano eignet sich besser zu gekochten Speisen, da er in Salaten leicht bitter schmeckt! Ähnlich ist es bei Thymian, deshalb sollten Sie davon nur wenig in den Salat geben.

VOLLWERTIGE FRÜHSTÜCKSVARIATIONEN UND BROTAUFSTRICHE

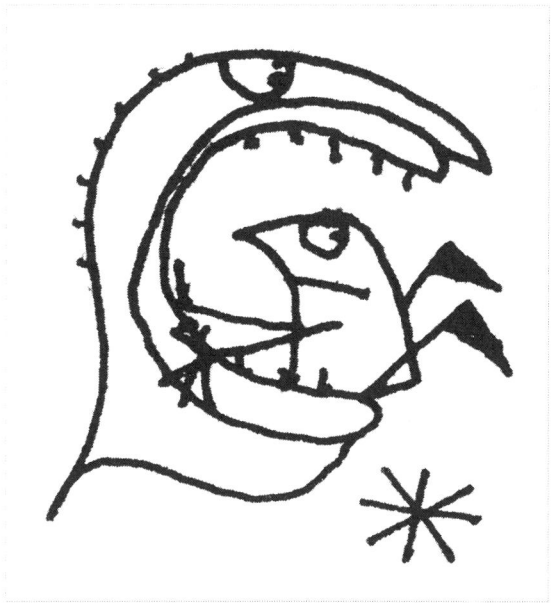

Achte gut auf diesen Tag,
denn er ist das Leben –
das Leben allen Lebens.
In seinem kurzen Ablauf
liegt alle Wirklichkeit
und Wahrheit des Daseins,
die Wonne des Wachsens,
die Größe der Tat,
die Herrlichkeit der Kraft.
Denn das Gestern ist nichts als ein Traum
und das Morgen nur eine Vision.
Das Heute jedoch – recht gelebt –
macht jedes Gestern zu einem Traum voller Glück
und das Morgen zu einer Vision voller Hoffnung.
Darum achte gut auf diesen Tag.

Indisches Sprichwort aus dem Sanskrit

Müslis

Wenn Sie sich zwischendurch für das »herkömmliche« Frühstück mit Brot und Marmelade entscheiden, sollten Sie eine gute Marmelade nehmen, die man am besten selbst zubereitet mit Rohzucker oder Ur-Süße und Margarine ohne gehärtete Fette.

Frischkornbrei (für 2 Portionen)

2 – 3 EL geschrotete Mehrkorn-Mischung
Sojacreme oder/und Sojamilch
Sprudelwasser
Nüsse, gehackt oder halbiert
Rosinen
Honig (Ur-Süße oder Rohzucker)
Haferflocken
Zitronensaft
Früchte der Saison

Das Korn (ca. 2 – 3 EL) über Nacht in einer Schale gut bedeckt mit Wasser quellen lassen. Das Restwasser morgens abschütten und die Sojacreme oder/und Sojamilch unterrühren. Damit der Brei lockerer wird, einen Schuss Sprudelwasser dazugeben.

Früchte mit den Nüssen, Rosinen, Haferflocken und dem Honig in den Frischkornbrei unterrühren und mit einem Schuss Zitronensaft abschmecken.

Der Frischkornbrei schmeckt lecker und hält den ganzen Morgen satt. Zusatzeffekt: Man hat keine Gelüste mehr auf Süßigkeiten!

Tipp: Sojacreme lässt sich schlagen wie Schlagsahne, wird jedoch nicht ganz so steif. Soja-Sahne hat die Steifigkeit herkömmlicher Sahne, ist aber meistens bereits gesüßt!

Birchermüesli mit Sojacreme
(für 2 – 3 Portionen)

1 Handvoll Sonnenblumenkerne
1 Handvoll Kürbiskerne
2 EL Leinsamen, 2 EL Sesam – über Nacht in Wasser einweichen
1 Handvoll Haselnüsse, klein gehackt
1 Handvoll Mandeln, halbiert
4 EL frisch gequetschten Hafer oder Haferflocken
Saft einer Orange
Saft einer halben Zitrone
2 geriebene Äpfel
2 kleine Bananen mit der Gabel zerdrücken
Früchte der Saison
1 Tüte Sojacreme

Nüsse mit den eingeweichten Körnern und der Restflüssigkeit zu dem Hafer oder den Flocken geben. Orangen- und Zitronensaft mit den Äpfeln, Bananen und anderen Früchten und der Sojacreme unterrühren.

Vollwert-Frühstück (für 2 Portionen)

1 Handvoll Mandeln
1 Tasse Wasser
1 Handvoll Sprossen aus Weizen und Hafer
1 Apfel, fein geschnitten
1 Banane, fein geschnitten
2 EL Rosinen
2 TL frische Kokosraspeln

Wasser und Mandeln im Mixer fein pürieren, Sprossen hinzugeben, bis daraus ein grobes Mus wird. Apfel, Bananen sowie die Rosinen und das Mus vermischen. Müslimasse auf einem mittleren Teller anrichten.
Zum Schluss Kokosraspeln darüber streuen.

Müslimischung (für 2 Portionen)

1 Handvoll Haferflocken
1 Handvoll Rosinen
1 Handvoll Kürbiskerne
1 Handvoll Sonnenblumenkerne
1 Banane, in Scheibchen oder zermanscht
Saft von ¼ bis ½ Zitrone (nach Geschmack)
1 EL Honig
1 Tüte Sojacreme

Alles gut miteinander vermischen.

Brotaufstriche

Grünkern-Brotaufstrich (für ca. 5 – 6 Brotaufstriche)

200 g Grünkern, grob geschrotet
Gemüse-Fond (ohne gehärtete Fette)
½ bis ¾ l Wasser
1 Zwiebel, ganz fein gehackt
1 EL Olivenöl
½ TL Kräutersalz
frisch gemahlener Pfeffer
1 – 2 TL Majoran
½ TL Basilikum
1 TL Senf, mittelscharf
etwas Sojasoße
2 Karotten, gerieben
30 g Hefeflocken

Den Grünkernschrot in ½ bis ¾ l Wasser mit Gemüse-Fond aufkochen und rühren, bis ein sämiger Brei entsteht. Ca. 5 Min. auf kleiner Flamme unter mehrmaligem Umrühren köcheln lassen; anschließend noch 20 Min. auf der ausgeschalteten Herdplatte nachquellen lassen.

Die restlichen Zutaten unterrühren und in verschließbare Gläser oder Kunststoffbehälter füllen.

Avocado-Brotaufstrich (für ca. 5 – 6 Brotaufstriche)

4 reife Avocados
1 gepresste Zitrone
1 kleine Zwiebel, gehackt
3 Knoblauchzehen, gehackt
3 – 4 EL Sojacreme
Ur-Salz
Pfeffer

Die Avocados mit dem Saft der Zitrone im Mixer pürieren. Zwiebel, Knoblauch und Sojacreme dazugeben. Mit Ur-Salz und Pfeffer würzen.

Kichererbsen-Brotaufstrich
(für ca. 5 – 6 Brotaufstriche)

1 kleine Dose Kichererbsen, püriert
Ur-Salz
Pfeffer
1 Knoblauchzehe, zerquetscht
Traubenkernöl
Balsamico-Essig

Die pürierten Kichererbsen mit Ur-Salz, Pfeffer, Knoblauchzehe, Traubenkernöl und etwas Balsamico-Essig würzen. Fertig.

Du,
nicht irgendeine unfassbare Kraft,
entscheidest über dein Schicksal.
Du bestimmst viel von dem, was dir geschieht,
und du hast die Wahl, wie du etwas sehen willst.
Du trägst die Verantwortung für dein Glück,
und es hilft dir nicht weiter,
andere für dein Unglück zu beschuldigen.

Der unbewusste Mensch wird gelebt,
der wache entscheidet selbst
und lässt sich nicht von dem Druck
der Umstände bestimmen.
Der Mensch, der entscheidet,
wird durch seine Grenzen nicht leblos.
Er ist auch in Grenzen nicht gefangen.
Er findet Möglichkeiten,
sein Leben schöpferisch zu gestalten.

Ulrich Schaffer

PESTO & SOßEN

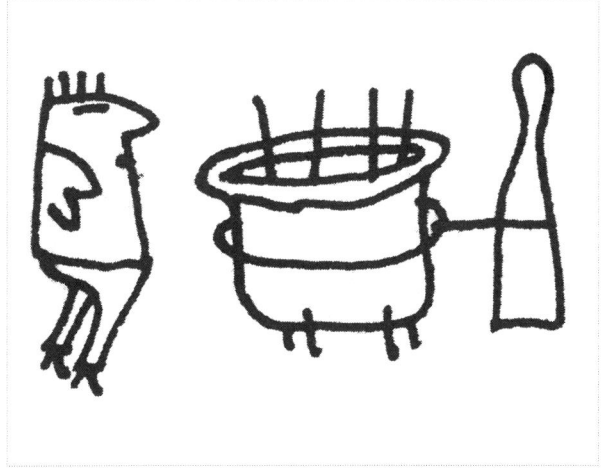

Meine Art Pesto (für 2 Portionen)

3 – 4 EL Kürbiskerne, geschrotet
2 EL Pinienkerne, geschrotet
Knoblauch nach Geschmack (ca. 2 Zehen)
1 Zwiebel, fein gehackt
ca. 2 EL Olivenöl
Gemüse-Fond (ohne gehärtete Fette)
Basilikum, getrocknet oder frisch
etwas Bärlauch, getrocknet

Die fein geschroteten Kürbis- und Pinienkerne in einer Pfanne heißem Olivenöl mit Knoblauch und Zwiebel anrösten, mit Gemüse-Fond abschmecken und in der Pfanne fertig dünsten. Anschließend getrockneten oder frischen Basilikum und Bärlauch dazugeben. (Getrocknete Kräuter können im Gemüse-Fond mitgekocht werden.)

Mit Vollkorn-Spaghetti oder anderen Nudeln servieren.

Eifreie Mayonnaise (für 2 – 3 Portionen)

3 EL Zitronensaft
75 ml Soja-Drink
¼ TL Senf
1 Prise Ur-Salz
1 Prise süßer Paprika
6 EL Olivenöl

Alle Zutaten bis auf das Öl in einem Mixer auf niedrigster Stufe verquirlen. Das Öl tropfenweise zufügen, bis die Mischung anfängt, dick zu werden. Weiter mixen, bis eine dicke, geschmeidige Masse entsteht.
In ein verschließbares Glas füllen und im Kühlschrank aufbewahren.

Tipp: Diese Mayonnaise ist sehr cholesterinarm.

Helle Soße – cholesterin- und hormonfrei
(für 2 Portionen)

ca. 2 EL Weizen-, Roggen-Vollkornmehl oder Maismehl
1 Zwiebel, fein gehackt
1 Knoblauchzehe, fein gehackt
Olivenöl
1 Schuss Weißwein oder Sherry
Gemüse-Fond (ohne gehärtete Fette)
1 Sojacreme oder Sojamilch
Gewürze nach Belieben, wie Dill (zu Fisch), Basilikum, Rosmarin, Oregano und/oder Petersilie

Zwiebel und Knoblauch in einer Pfanne mit heißem Olivenöl dünsten. Wenn die Zwiebel und der Knoblauch glasig sind, das Mehl hinzufügen und kurz anrösten. Dann mit Wein oder Sherry und/oder Wasser löschen, Gemüse-Fond dazugeben und mit dem Schneebesen glatt rühren. Ein paar Minuten kochen lassen, dann Sojacreme oder Sojamilch sowie die Kräuter nach Belieben einrühren.
Anstatt eine der Mehlsorten: Mit zu grobem Mehl gemahlenen Kürbiskernen lässt sich nach gleichem Rezept eine sehr pikante Soße zaubern.
Oder wenn es süßer sein soll: Mit Apfel-Zimt-Küchle (aus dem Reformhaus) zubereiten.

Tipp: Die Soße kann auch ganz ohne Mehl zubereitet werden, da die Sojacreme bereits für eine ausreichend dicke Konsistenz sorgt.

Frische Tomatensoße (für 2 Portionen)

1 große Tube Tomatenmark
und/oder Tomaten aus der Dose
und/oder 3 – 4 frische Tomaten (mit heißem Wasser übergießen, damit die Haut leicht zu entfernen ist)
2 Knoblauchzehen, zerquetscht
1 große Zwiebel, fein gehackt
Olivenöl
ca. 1 Tasse Gemüsebrühe (ohne gehärtete Fette)
Pfeffer
Honig oder Rohzucker
1 Lorbeerblatt
1 TL Oregano
1 TL Thymian
1 TL Basilikum
¼ TL Rosmarin
evtl. Ur-Salz

Knoblauch und Zwiebel in Olivenöl andünsten, Tomatenmark und/oder Tomaten, Gemüsebrühe und Pfeffer dazugeben und etwa eine halbe Stunde köcheln lassen. Mit Honig (nicht mitkochen!) oder Rohzucker abschmecken und die frischen Kräuter unterrühren. (Getrocknete Kräuter bereits mit der Gemüsebrühe hinzufügen und mitkochen lassen.)

In die Soße kann jedes beliebige Gemüse hineingegeben werden, z. B. Zucchini, Sellerie, Paprika, Karotten und in kleine Würfel geschnittener Tofu.

Als Beilage passen Vollkorn-Spaghetti oder Vollwertreis.

Vegetarische Soße, dunkel* (für 1 – 2 Portionen)

1 EL Vollkornweizenmehl
1 Tasse Gemüsebrühe (ohne gehärtete Fette)
1 EL Tamari
1 TL Basilikum
1 EL Olivenöl

Öl in einer Pfanne bei geringer Hitze erwärmen. Mehl unter Rühren dazugeben, 5 Min. kochen lassen und dabei gelegentlich umrühren.

Langsam das Wasser oder die Gemüsebrühe unter ständigem Rühren dazugeben, bis die gewünschte Festigkeit erreicht ist. Tamari und Basilikum dazu und weitere 5 Min. köcheln lassen.

Gemüsesoße* (für 1 – 2 Portionen)

1 mittelgroße gekochte Kartoffel
2 mittelgroße gekochte Karotten
1 1/3 Tassen Wasser
2 EL Cashewkerne
1 TL Tamari
1 EL Zitronensaft

Alle Zutaten in einem Mixer pürieren und anschließend erhitzen.

*(teilweise aus »Das Yoga Kochbuch«; Yoga Vidya Verlag)

Tomatensoße* (für 3 – 4 Portionen)

3 – 4 Dosen geschälte Tomaten
3 kleine Dosen Tomatenmark
5 Lorbeerblätter
½ TL Cayennepfeffer
je 2 TL Oregano und Basilikum
je 1 TL Majoran, Thymian und Rosmarin
1 EL Petersilie, klein geschnitten
2 TL Honig
1 – 2 grüne Pfefferschoten
3 – 4 Sellerie
Salz und Pfeffer
einige EL Olivenöl

Öl in einem Topf erhitzen und alle Zutaten – außer dem Gemüse und den frischen Kräutern – anbraten und anschließend zum Kochen bringen.
Hitze reduzieren und abgedeckt ca. 45 Min. köcheln lassen, bis nur noch ¾ der Masse vorhanden ist.
In der Zwischenzeit das Gemüse in einem separaten Topf in Öl anbraten und in die Soße geben.

Tipp: Es eignen sich dafür auch andere Gemüsesorten, wie z. B. Zucchini, Karotten oder Lauch.

*(teilweise aus »Das Yoga Kochbuch«; Yoga Vidya Verlag)

Schöpfung

Schöpfe aus dem Brunnen
deiner Seele,
bis das Wasser
frisch und klar wird.

Schütte deine Vergangenheit
in den Sand,
denn sie will verdunsten.
Atme den Wind,
frage niemand
und geh diesen Weg,
bis die Stirn kühl wird
und der Stein funkelt.

Peter Lauster: »Flügelschlag der Liebe«

SUPPEN

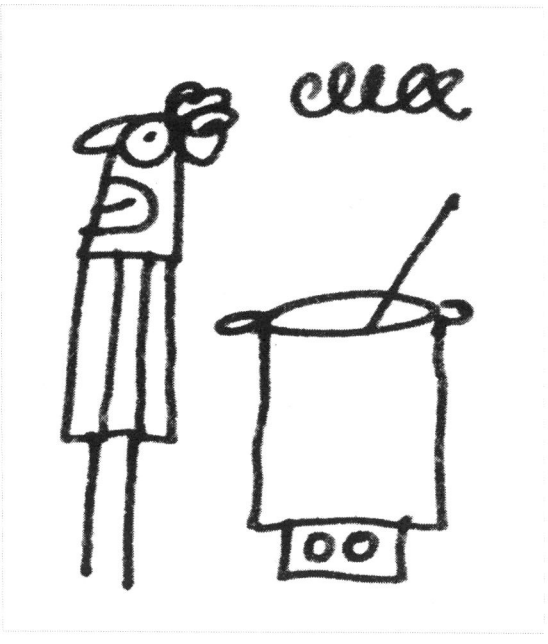

Tomatensuppe aus frischen Tomaten
(für 2 Portionen)

ca. 7 – 8 Tomaten, geviertelt
ca. 2 Tassen Wasser
1 Zwiebel, klein gehackt
3 Knoblauchzehen, klein gehackt
Olivenöl
Kräuter der Provence
Gemüse-Fond (ohne gehärtete Fette) – nach Geschmack
Ur-Süße – nach Geschmack
ca. ½ – 1 Tüte Sojacreme

Die Tomaten vierteln und mit dem Wasser in einem großen Topf ungefähr 2 Stunden kochen, bis sie vollständig verkocht sind.
In einem separaten Topf Zwiebel und Knoblauch in Olivenöl goldbraun anrösten und auf die Seite stellen.

Die verkochten Tomaten mit einem Stößel durch ein feines Sieb drücken. Dann in den Topf zurückgeben und mit Kräutern der Provence, Gemüse-Fond und einer Prise Ur-Süße würzen. Die angerösteten Zwiebeln und Knoblauch dazugeben. Zum Schluss die Sojacreme unterrühren und nochmals kurz aufkochen lassen.

Tipp: Tomatensuppen oder –soßen sollten immer mit einer Prise Zucker oder etwas Honig angerichtet werden!

Grünkern-Zucchini-Walnuss-Suppe (für 2 Portionen)

1 Tasse Grünkern, geschrotet
1 – 2 Zucchini, in Scheiben geschnitten
1 Handvoll Walnüsse
1 Zwiebel, gehackt
1 Knoblauchzehe, gehackt
Olivenöl
750 ml Gemüsebrühe (ohne gehärtete Fette)
etwas Weißwein
1 Tüte Sojacreme

Die Zwiebel und den Knoblauch glasig bis bräunlich anbraten, den geschroteten Grünkern sowie die Walnüsse dazugeben und kurz mit anbraten. Mit der Brühe und etwas Weißwein auffüllen und leicht kochen lassen.
Sojacreme unterheben.
Die Zucchini in der Pfanne in Olivenöl anbraten und vor dem Anrichten auf die Suppe legen.

Gemüsesuppe mit Tofu (für 2 Portionen)

2 Karotten, in feine Streifen geschnitten
1/4 Sellerieknolle, in feine Streifen geschnitten
1 Stange Lauch, in Streifen geschnitten
2 EL Mungobohnensprossen, gut abgespült
125 g Tofu, in Würfel geschnitten
Walnussöl
750 ml Gemüsebrühe (ohne gehärtete Fette)
frisch gemahlener schwarzer Pfeffer
Korianderkörner
Ur-Salz
2 EL Sojasoße
1 Bund frischer Schnittlauch, klein gehackt

Gemüsebrühe in einem Topf zum Kochen bringen, Gemüse, Sprossen dazugeben und alles 2 – 3 Min. köcheln lassen.

Den Tofu in einer separaten Pfanne in etwas Walnussöl anbraten und dazugeben.

Mit Pfeffer, zerstoßenen Korianderkörnern, Ur-Salz und Sojasoße abschmecken und mit frischem Schnittlauch garnieren.

Suppe »aus Ecuador« (für 3 – 4 Portionen)

1 Zwiebel, fein gehackt
Olivenöl
200 g Kartoffeln, in kleine Würfel geschnitten
ca. 2 – 3 EL Gemüse-Fond (ohne gehärtete Fette)
1 ½ l Wasser
Kurkuma oder Paprikapulver, edelsüß
250 g kleine Suppennudeln
Käseersatz oder biologischer Käse (Originalrezept: frischer Holländer)
300 ml Soja-Sahne, ungezuckert
Kräutersalz

Die Zwiebel goldgelb in Olivenöl anbraten, die Kartoffeln dazugeben und kurz mit anbraten. Mit Gemüse-Fond und Wasser auffüllen und ca. 20 Min. köcheln lassen. Kurkuma oder Paprikapulver dazugeben.
Danach die Nudeln hineingeben und anschließend den Käseersatz oder Biokäse in die Suppe schneiden.
Zum Schluss die Soja-Sahne hinzufügen und kurz aufkochen lassen. Je nach Geschmack noch mit Kräutersalz würzen.

Blumenkohlsuppe mit Petersilie und Orangenstreifen (für 2 – 3 Portionen)

ca. 400 g Blumenkohl, in Röschen geteilt
1 Zwiebel, fein gehackt
1 EL Olivenöl
400 ml Gemüsebrühe (ohne gehärtete Fette)
ca. 100 – 150 ml Sojacreme
1 EL Orangensaft
Ur-Salz
Pfeffer
1 Orange, in Streifen geschnitten
1 EL Petersilie, gehackt
Muskatnuss

Zwiebel anschwitzen, Brühe darüber gießen und aufkochen lassen. Blumenkohlröschen wenige Minuten in der Brühe erhitzen. Das Ganze pürieren, die Sojacreme einrühren, nochmals aufkochen lassen und mit Orangensaft, Ur-Salz, Pfeffer und Muskat würzen.
Die Suppe auf dem Teller mit Orangenstreifen garnieren und mit frischer Petersilie bestreuen.

Bohnen-Kartoffel-Lauchsuppe (für 2 – 3 Portionen)

1 Glas grüne Bohnen, eingekocht
750 g Kartoffeln, in Scheiben geschnitten
1 kg Lauch, in Ringe geschnitten
2 EL Weizenvollkornmehl
1 EL Maismehl
450 ml Gemüsebrühe (ohne gehärtete Fette)
3 Knoblauchzehen
1 Bund Suppengrün
schwarzer Pfeffer
Petersilie, fein gehackt
Olivenöl

Kartoffelscheiben etwa 20 Min. mit geschlossenem Deckel bei schwacher Hitze kochen.
Den Lauch in etwas Olivenöl andünsten.
Danach Kartoffeln und Lauch zusammen mit den eingekochten grünen Bohnen in einen großen Topf geben. Das Mehl mit der Brühe verrühren und über das Gemüse gießen.
Knoblauch, Suppengrün und Pfeffer nach Geschmack dazugeben. Mit geschlossenem Deckel bei schwacher Hitze kurz aufkochen lassen.
Suppengrün herausnehmen, abschmecken und mit frischer Petersilie garnieren.

Tofu-Curry-Cremesuppe mit Walnüssen
(für 2 – 3 Portionen)

125 g Tofu, in längliche dicke Scheiben geschnitten
1 Stange Lauch, in feine Ringe geschnitten
1 Zwiebel, fein gehackt
Olivenöl
1 l Gemüsebrühe – ohne gehärtete Fette
Ur-Salz
2 TL Curry
1 TL Agavendicksaft
3 EL Sojacreme
1 kleines Stück Ingwerwurzel, geschält und fein gehackt
ca. 1 Handvoll Walnüsse, grob gehackt

Tofu und Lauch sowie die Zwiebeln in einem Topf mit Olivenöl andünsten. Gemüsebrühe zugießen und das Ganze ca. 10 Min. bei geringer Hitze köcheln lassen.

Mit Ur-Salz, Curry und Agavendicksaft würzen, anschließend pürieren.

Die Sojacreme unterrühren und mit Ingwer abschmecken.

Die gehackten Walnüsse entweder vorher in einer Pfanne anrösten oder einfach so in die Suppe geben.

Grünkernsuppe mit Gemüse (für 2 Portionen)

5 EL Grünkern, geschrotet
1 Knoblauchzehe, gehackt
1 Zwiebel, gehackt
Olivenöl
750 ml Gemüsebrühe (ohne gehärtete Fette)
1 Kartoffel, klein geschnitten
1 Karotte, klein geschnitten
1 kleiner Kopf Brokkoli, in Röschen geteilt
ca. 1 Tüte Sojacreme (oder weniger)
evtl. Kräuter der Provence

Den Grünkern mit Knoblauch und der Zwiebel in Olivenöl andünsten und mit der Gemüsebrühe ablöschen.

Die Kartoffel und die Karotte in die kochende Brühe geben. Etwas später die Brokkoliröschen dazugeben und kochen lassen, bis das Gemüse al dente ist.

Mit Sojacreme abschmecken und nach Belieben mit Kräutern der Provence würzen.

Rote-Bete-Suppe (für 2 Portionen)

4 Rote-Bete-Knollen, klein gewürfelt
2 Zwiebeln, klein gehackt
evtl. 1 Knoblauchzehe, klein gehackt
Olivenöl
1 Apfel, gewürfelt
0,5 l Gemüsebrühe (ohne gehärtete Fette)
etwas Apfelsaft
2 Kartoffeln, gewürfelt
etwas Meersalz
Pfeffer

Zwiebeln evtl. mit etwas Knoblauch in Öl anbraten, Rote Bete und den Apfel dazugeben und mitschwenken. Dann mit Gemüsebrühe und Apfelsaft ablöschen. Gewürfelte Kartoffeln dazugeben und alles ca. 1 Stunde köcheln lassen.

Anschließend das Ganze pürieren und mit Meersalz und Pfeffer abschmecken.

Suppen

Minestrone* (für 2 – 3 Portionen)

½ Tasse getrocknete Kidneybohnen, über Nacht einweichen und 1 ½ – 2 Std. kochen
½ Tasse getrocknete Kichererbsen
1 Tasse Nudeln
4 EL Olivenöl
3 Lorbeerblätter
2 EL Oregano, Basilikum, Rosmarin
2 Stangensellerie, in Streifen geschnitten
2 Kartoffeln, gewürfelt
2 Karotten, gewürfelt
2 Zucchini, gewürfelt
1 Pfefferschote
½ Pfd. Brokkoli
8 Tassen Wasser
1 kg Dose Tomaten, püriert
Meersalz
Pfeffer
2 – 3 EL Hefepulver
¼ Tasse Petersilie, zerkleinert

Olivenöl in einem Topf erhitzen, Lorbeerblätter, Sellerie und Kräuter hinzufügen. Dünsten bis der Sellerie weich ist.
Gewürfelte Karotten und Kartoffeln dazugeben, 5 Min. anbraten, dann das restliche gewürfelte Gemüse hinzufügen. Bei reduzierter Hitze kochen lassen, bis das ganze Gemüse gar gekocht ist, gelegentlich umrühren.
Wasser, Tomaten, Meersalz, Pfeffer und Hefepulver dazugeben. Abschmecken, zum Kochen bringen. Bohnen und Nudeln dazugeben und bei kleiner Flamme köcheln lassen, bis das Gemüse und die Nudeln weich sind.
Vor dem Servieren die Petersilie darüber streuen.

*(teilweise aus »Das Yoga Kochbuch«; Yoga Vidya Verlag)

Karotten-Orangen-Suppe (für 2 Portionen)

125 g Karotten, gewürfelt
1 Orange
1 Zwiebel, fein gehackt
2 EL Margarine (ohne gehärtete Fette)
¼ l Hühnerbrühe (aus dem Glas oder als Pulver)
ca. 100 ml Sojacreme
Ur-Süße
Meersalz
ca. ¾ l Gemüsebrühe nach Geschmack
(ohne gehärtete Fette)
Pfeffer
½ Bund Dill, fein gehackt

Die Zwiebel und die Karotten in Margarine andünsten. Hühnerbrühe hinzufügen, kurz aufkochen und anschließend ca. ½ Stunde bei milder Hitze köcheln lassen.

Die Orange schälen und Fruchtfilets aus der weißen Haut herauslösen, dann auspressen.

Die Karotten mit der Brühe pürieren. Orangensaft und Sojacreme hinzugeben. Die Suppe mit den Gewürzen und dem Dill abschmecken.

Vor dem Servieren gut durchrühren und mit dem restlichen Dill garnieren.

Left-over

Wenn bei einer Mahlzeit z. B. Brokkoli oder Kartoffeln übrig bleiben, bereite ich davon am nächsten Tag eine Suppe zu.

Zwiebeln und Knoblauch hellbraun dünsten und das übrig gebliebene Gemüse (Brokkoli, Kartoffeln etc.) dazugeben und mit Sojacreme, Gemüse-Fond und Wasser auffüllen, ggf. mit etwas Maismehl andicken.

Alternativ: Geschroteter Grünkern mit Zwiebeln und Knoblauch andünsten und anschließend mit Gemüsebrühe auffüllen.

Sauerkrautsuppe aus den Resten von Sauerkraut mit Kartoffelpüree und Sojawürstchen:

1 Zwiebel und 1 Knoblauchzehe andünsten und das restliche Sauerkraut und Püree dazugeben, mit Soja-Milch auffüllen und übrig gebliebene Würstchen hineinschneiden. Ggf. mit etwas Wasser verdünnen.
Ergibt eine leckere Sauerkrautsuppe!

Gesegnet ist meine Vergangenheit
mit all ihren Fehlern,
Irrtümern und Misserfolgen.
Sie waren es, die mich herausgefordert hatten
zu kämpfen,
zu ringen, um schließlich emporzusteigen.
Wer half Gautama, ein Buddha,
ein Erleuchteter zu werden;
wer half Jesus,
der Christus zu werden;
wer half Ramakrishna, Vivekananda
oder Ramana Maharshi,
Erleuchtung zu erlangen?
Niemand.
Die innewohnende Göttlichkeit
zu offenbaren,
ist das einzige Lebensziel.
Ob wir es wissen oder nicht,
wir arbeiten stets mit der Macht und Allmacht
unseres Geistes.

Selvarajan Jesudian

HAUPTGERICHTE

- **GEMÜSE-VIELFALT**
- **FÜR KARTOFFEL-FANS**
- **REIS-KREATIONEN**
- **HAUPTSACHE NUDELN**
- **FISCH UND MEHR**

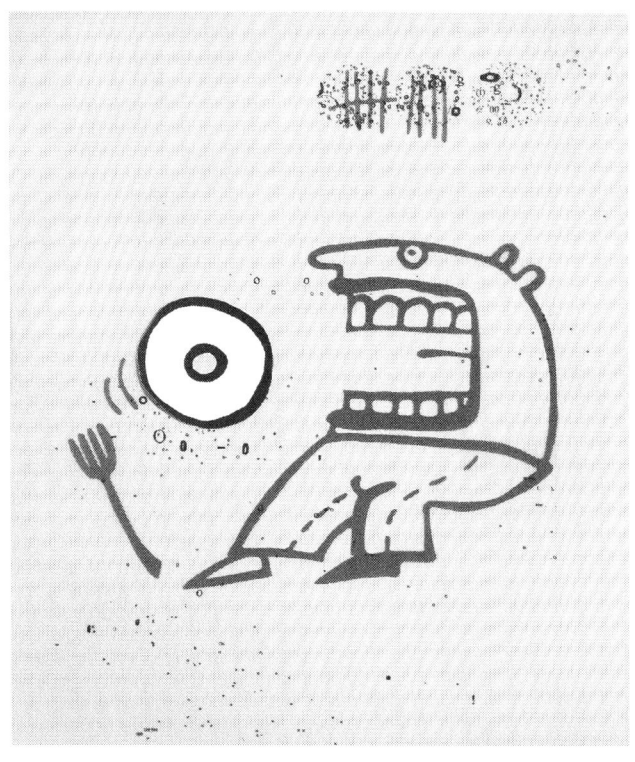

Gemüse-Vielfalt

Zucchinigemüse mit Amaranth-Burger
(für 2 Portionen)

3 Zucchini, mit Schale, in mittelstarke Scheiben geschnitten
Olivenöl
Kräutersalz
Gemüse-Fond – ohne gehärtete Fette
Basilikum, Rosmarin, Oregano, Thymian (nach Belieben)
Amaranth-Burger

Die Zucchini in einer Pfanne mit Olivenöl anbraten. Mit Gemüse-Fond und Basilikum, Rosmarin, Oregano, Thymian würzen.
Die Amaranth-Burger ebenfalls in Olivenöl braten und mit Reis oder Bratkartoffeln nach »pfälzischer Art« servieren.

Tipp: Bratkartoffeln »pfälzische Art« werden mit rohen Kartoffeln zubereitet. Rohe, sehr dünn geschnittene Kartoffelscheiben in heißem Öl knusprigbraun durchbraten. Salzen, pfeffern – fertig!

Gemüse-Vielfalt

Auberginen-Paprika-Gemüsepfanne
(für 1 – 2 Portionen)

1 Aubergine, klein gewürfelt
1 rote Paprika, in Streifen geschnitten
1 Peperoni, fein geschnitten
1 Zwiebel, gehackt
Rapsöl
1 TL Sojasoße
1 TL Hefepulver
etwas Meersalz
1 Tasse Wasser

Die Zwiebel und den Paprika in Rapsöl anbraten, die Aubergine und die Peperoni dazutun und mit dem Wasser auffüllen und ca. 15 Min. köcheln lassen. Mit Sojasoße und Hefepulver sowie etwas Meersalz würzen.
Als Beilage passen Reis oder Kartoffeln.

Grüne Bohnen mit Tomaten und glasierten Sonnenblumenkernen (für 2 Portionen)

700 g Kenia-Bohnen (hauchdünne Brechbohnen)
Bohnenkraut, frisch oder getrocknet
400 g Tomaten, gehäutet und in Würfel geschnitten
¼ l Gemüsebrühe (ohne gehärtete Fette)
2 EL Sonnenblumenkerne
1 EL Kürbiskerne
1 EL Sojasoße
Peperonipulver
1 ml Biobin

Sonnenblumenkerne und Kürbiskerne ohne Fettzugabe in einer Pfanne rösten. Mit Sojasoße beträufeln und weiterrösten, bis die Flüssigkeit verdunstet ist. Auf Pergamentpapier trocknen.
Tomaten mit Peperonipulver würzen.
Bohnen zusammen mit dem Bohnenkraut in der Gemüsebrühe garen. Anschließend den Gemüsesud in einen separaten Topf abgießen und das Bohnenkraut entfernen.
Biobin mit dem Gemüsesud anrühren. Bohnen in der Soße schwenken und mit den Tomatenwürfeln und Nüssen bestreuen.

Tipp: Tomaten lassen sich nach dem Überbrühen mit heißem Wasser leicht enthäuten.

Grüner Spargel mit Senfsoße (für 2 Portionen)

1 Bund grüner Spargel (bei grünem Spargel nur das untere Ende schälen)
1 TL Rohzucker
1 TL Meersalz
ca. 1 EL Pflanzen-Margarine

Soße
1 Päckchen Sojacreme
1 Gemüse-Fond (ohne gehärtete Fette)
1 Tasse Wasser
etwas mittelscharfer Senf
1 Prise Rohzucker
etwas Zitronensaft

Rohzucker, Meersalz und Margarine mit dem geschälten Spargel in kochendem Wasser ca. 12 – 15 Min. köcheln lassen, bis die Stangen bissfest sind.
Gemüsebrühe nach Geschmack in die Sojacreme einrühren und aufkochen lassen. Anschließend mit Senf, Rohzucker und Zitronensaft abschmecken.
Als Beilagen eignen sich Grünkernküchle und Salzkartoffeln.

Grüner Spargel mit Austernpilzen
(für 2 – 3 Portionen)

500 g – 1000 g grüner Spargel (bei grünem Spargel nur das untere Ende schälen)
400 g Austernpilze, in Streifen geschnitten
1 Knoblauchzehe, klein gehackt
Olivenöl
2 EL Margarine
Ur-Salz
Pfeffer
Muskat
1 Bund Petersilie, klein gehackt

Spargel ca. 10 – 15 Min. in Salzwasser garen.
Die Austernpilze mit etwas Küchenpapier abreiben und das harte Ende abschneiden. Die Knoblauchzehe in heißem Öl anbraten. Die Pilze dazugeben und knusprig braten.
Margarine in einem Topf schmelzen, Ur-Salz, Pfeffer und Muskat hineingeben.
Gebratene Pilze und gebräunte Margarine über den Spargel gießen und mit frischer Petersilie garnieren.
Mit Salzkartoffeln servieren.

Tipp: Spargelstangen mit einem Bindfaden zusammenbinden, bevor sie ins Wasser gegeben werden. So lassen sie sich leichter herausnehmen.
Austernpilze nicht waschen, da sie sich wie ein Schwamm vollsaugen und matschig werden.

Frischer Grünkohl mit Sojawürstchen
(für 2 – 3 Portionen)

»Nach dem ersten Frost wird Grünkohl zum Frischverzehr von den Beeten geerntet. Frost gibt Grünkohl Geschmack. Stärke wird in Zucker umgewandelt. Grünkohl ist erntereif, wenn der erste kräftige Nachtfrost die Blätter sozusagen veredelt hat. Dann wandelt sich beim Auftauen die in den Blättern enthaltene Stärke in Zucker um und gibt dem Grünkohl seinen charakteristischen Geschmack.

Gesammelt werden die Blätter, deren zartes Grün man anschließend von den harten Blattrippen zupft. Die blähende Wirkung von Kohl und ein zu starker Kohlgeschmack können vermieden werden, indem man die geputzten Blätter einmal mit kochendem Wasser überbrüht und dieses anschließend weggießt.« (Dieser Text stammt aus einem alten Kochbuch meiner Oma.)

1 großer Kopf Grünkohl, fein gehackt oder
durch den Fleischwolf gedreht
1 Zwiebel, fein gehackt
Olivenöl
Gemüse-Fond nach Geschmack (ohne gehärtete Fette)
ca. ½ Päckchen (oder weniger) Sojacreme
Pfefferkörner, gemahlen
Sojawürstchen aus dem Bioladen oder Bio-Supermarkt

Den Grünkohl abbrühen und durchdrehen oder mit dem Messer fein hacken.

Die Zwiebel hellgelb rösten, den überbrühten Grünkohl dazugeben, mit Gemüse-Fond und Sojacreme abschmecken. Evtl. noch etwas Pfeffer darüber mahlen.

Sojawürstchen in Olivenöl braten.
Dazu passen Bratkartoffeln »pfälzische Art«.

Bohnengemüse mit vegetarischen Schnitzeln auf Kartoffelpüree (für 2 – 3 Portionen)

1 Glas eingekochte Bohnen
1 große Zwiebel, fein gehackt
1 große Knoblauchzehe, klein gehackt
Olivenöl
Bohnenkraut
Kräutersalz
Vegetarische Schnitzel (Bio-Supermarkt, Bioladen)

Püree
6 – 7 mittelgroße Kartoffeln, geviertelt
ca. ½ Packung Sojamilch
Meersalz
Prise Muskatnuss

Die in Salzwasser gar gekochten Kartoffeln in einer hohen Schüssel zerstampfen und mit der Sojamilch zu einer lockeren, geschmeidigen Masse verrühren. Mit Meersalz und Muskatnuss abschmecken.

In einem Topf mit heißem Olivenöl die Zwiebel und den Knoblauch glasig dünsten und anschließend die Bohnen dazugeben. Mit Bohnenkraut und Kräutersalz würzen und fertig dünsten lassen.
Die vegetarischen Schnitzel in Olivenöl goldbraun braten.

Brokkoli mit Riesengarnelen auf Kartoffelpüree
(für 2 Portionen)

1 großer Kopf Brokkoli, in kleine Röschen geschnitten
1 Knoblauchzehe, klein geschnitten
2 EL Sonnenblumenkerne
Olivenöl
3 EL Wasser
Kräutersalz und Pfeffer zum Abschmecken
1 TL Zitronensaft
ca. 250 g Riesengarnelen, gefroren oder frisch
1 – 2 Zehen Knoblauch, fein geschnitten

Püree
4 – 5 Kartoffeln, geviertelt
1 Päckchen Sojamilch
Kräutersalz
Muskatnuss

Die in Salzwasser gar gekochten Kartoffeln in einer hohen Schüssel zerstampfen und mit der Sojamilch zu einer lockeren, geschmeidigen Masse verrühren. Mit Kräutersalz und Muskatnuss abschmecken.

Den Brokkoli in einer Pfanne mit heißem Olivenöl kurz vorgaren. Knoblauch, Sonnenblumenkerne, 3 EL Wasser, Kräutersalz und Pfeffer hinzufügen. Die Pfanne bedecken und bei kleiner Hitze 3 bis 5 Min. weiter garen. Die Pfanne vom Herd nehmen und Zitronensaft darunter rühren.
Sofort anrichten.
Die Riesengarnelen mit dem fein geschnittenen Knoblauch – je nach Geschmack – in Olivenöl braten.

Gemüse-Terrine mit Kresse (für 2 Portionen)

1 Karotte, in Würfel geschnitten
1 Zucchini, entkernt und in Scheiben geschnitten
1 rote Paprika, in Streifen geschnitten
1 Stange Lauch, in Würfel geschnitten
Olivenöl
100 g Käseersatz, in 2 cm große Stücke geschnitten
Eiersatz (für 4 Eier)
200 g Sojacreme
4 EL Kresse
Muskatnuss
Ur-Salz
Gemüse-Fond (ohne gehärtete Fette)

Vorab Karottenscheiben etwa 5 Min. in Olivenöl andünsten. Den Eiersatz aufschlagen, würzen mit Ur-Salz und Muskatnuss und 1 EL Kresse unterrühren.

Gemüse mit Gemüse-Fond würzen, mit dem Käseersatz mischen und in eine mit Öl ausgestrichene Terrinenform geben. Die Eiercreme darüber gießen und die Terrine bei 200 °C etwa 20 Min. im Backofen backen.

Die restliche Kresse mit Sojacreme mischen und mit dem heißen, in Scheiben geschnittenen Terrinen-Gemüse servieren.

Linsen-Gemüse-Curry (für 3 – 4 Portionen)

150 g Linsen
2 rote Paprikaschoten, in kleine Stücke geschnitten
2 Zwiebeln, fein gehackt
2 Knoblauchzehen, zerquetscht
Olivenöl
1 EL Currypulver
1 TL Kurkumapulver
400 ml Gemüsebrühe (ohne gehärtete Fette)
2 – 3 EL Weinessig
Kräutersalz
frisch gemahlener Pfeffer
1 Stück Ingwerwurzel, geschält und gerieben

Zwiebeln und Knoblauch in heißem Öl andünsten. Linsen, Curry und Kurkuma hinzugeben. Mit der Gemüsebrühe aufgießen und etwa 1 Stunde bei geringer Hitze garen.

Den geschnittenen Paprika in die Linsen geben und nochmals etwa 15 Min. garen.

Mit Essig, Salz und Pfeffer abschmecken.

Das Linsen-Gemüse-Curry auf einem Teller anrichten und mit frischem, geriebenem Ingwer bestreuen.

Blumenkohl-Linsen-Curry (für 2 – 3 Portionen)

750 g Blumenkohl, in Röschen geteilt
2 Päckchen Tofu, in Scheiben geschnitten
Sojasoße (ca. 8 EL)
1 TL Curry
4 EL Wasser
1 Chilischote, längs eingeritzt und entkernt
1 Bund Lauchzwiebeln, in dünne Ringe geschnitten
ca. 2 EL Sojaöl
Meersalz
150 g rote Linsen
etwa 1 – 2 EL Curry
gemahlener Koriander
1 – 2 EL Weinessig
2 EL Margarine (ohne gehärtete Fette)
frischer Koriander zum Garnieren

Sojasoße, Curry und 4 EL Wasser zu einer Marinade verrühren, Tofuscheiben darin einlegen und etwa 30 Min. marinieren.

Blumenkohl in kochendem Salzwasser zugedeckt 5 Min. garen. Abtropfen lassen und den Fond aufbewahren.

Chilischote 5 Min. in Sojaöl anbraten, mit Curry bestäuben und mit dem Blumenkohlfond ablöschen. Lauchzwiebeln hinzufügen und ca. 5 Min. köcheln lassen. Mit Salz, Koriander und Essig abschmecken.

Die Linsen in der doppelten Menge Wasser 10 – 15 Min. kochen, das Wasser abtropfen lassen und darunter mischen.

Tofu aus der Marinade nehmen und in Margarine unter Wenden goldbraun braten.

Blumenkohl-Linsen-Curry und Tofuscheiben portionsweise mit frischem Koriander garniert servieren.

Gebratene Tomaten mit Spiegelei und grünem Salat
(für 2 Portionen)

3 – 4 feste Tomaten, in Scheiben geschnitten
1 Zwiebel, fein gehackt
Olivenöl
Kräuter der Provence, getrocknet
1 Prise Ur-Süße
Paprikapulver, süß
2 – 4 Spiegeleier

Die Tomatenscheiben mit der Zwiebel in einer Pfanne mit heißem Öl anbraten und mit Kräutersalz, Kräutern der Provence und 1 Prise Ur-Süße würzen.
Die Spiegeleier mit Kräutersalz und süßem Paprika würzen.
Als Beilagen eignen sich Salzkartoffen und grüne Salate mit einer Vinaigrette.

Kohlrouladen mit Walnusssoße (für 2 Portionen)

200 g Dinkelschrot
2 Zwiebeln, fein gehackt
Olivenöl
150 g Soja-Quark
2 kleine Äpfel, geschält und in kleine Scheiben geschnitten
400 ml Gemüsebrühe (ohne gehärtete Fette)
1 TL Majoran
1 Rotkohl, blanchiert
1/8 l Apfelsaft
1/2 TL Kräutersalz

Soße
4 TL Walnüsse, fein gemahlen
Olivenöl
4 EL Sojacreme
Petersilie, fein gehackt
Kräutersalz

Zwiebeln in Olivenöl andünsten. Dazu grobes Dinkelschrot geben, anschwitzen und mit der Gemüsebrühe aufkochen lassen, bis das Schrot weich ist. Anschließend den Teig abkühlen lassen.

Soja-Quark, Äpfel, Gemüse-Fond und Majoran unter den abgekühlten Teig mischen.

12 blanchierte Rotkohlblätter mit dem Teig füllen und wickeln. Die Rouladen in eine gefettete und mit Apfelscheiben ausgelegte Auflaufform legen.

Apfelsaft mit dem Kräutersalz verrühren und über die Rouladen gießen. Das Ganze im Backofen bei 150 °C etwa 30 Min. schmoren lassen.

Walnüsse in heißem Olivenöl goldbraun anrösten. Die Sojacreme darunter heben, kurz aufkochen lassen, und am Ende die Petersilie dazugeben und mit Kräutersalz würzen.

Mit den Kohlrouladen servieren.

Gemüse-Vielfalt   71

Gemüsestrudel I (für 2 Portionen)

Teig
200 g Vollkornweizenmehl
100 ml lauwarmes Wasser
1/2 TL Meersalz
4 EL Walnussöl

Füllung
10 g getrocknete Mu-Err-Pilze
250 g Champignons, in Scheiben geschnitten
150 g Porree, der Länge nach in Streifen geschnitten
250 g Tofu natur, in kleine Würfel geschnitten
1 – 2 rote Chilischoten, der Länge nach in Streifen geschnitten und entkernt
1 Dose Gemüsemais (285 g Abtropfgewicht)
1/2 Bund glatte Petersilie, fein gehackt
3 EL Olivenöl
4 EL Sonnenblumenöl
Meersalz
gemahlener Koriander
100 g Kutscherpastete (aus dem Reformhaus)

Soße
250 ml Sojacreme
1 Bund Schnittlauch, geschnitten
1/2 Bund glatte Petersilie, gehackt
Kräutersalz
gemahlener Pfeffer
1 EL Ahornsirup

Mehl, Wasser, Salz und 4 EL Walnussöl zu einem glatten Teig verkneten, in Frischhaltefolie wickeln und bei Zimmertemperatur etwa 20 Min. ruhen lassen.

Die Mu-Err-Pilze kurz in lauwarmem Wasser einweichen, abtropfen lassen, putzen und in Streifen schneiden.

Champignonscheiben in 2 EL Sonnenblumenöl anbraten. Mu-Err-Pilze, Porree, Tofu, Chili und Mais (gut abgetropft) dazugeben und 2 Min. braten. Mit Ur-Salz und Koriander würzen und abkühlen lassen.

Kutscherpastete mit übrigem Sonnenblumenöl verrühren.

Den Strudelteig auf einem mit Mehl bestreuten großen Tuch sehr dünn auf etwa 60 x 70 cm so ausrollen, dass eine kurze Seite nach unten zeigt. Die untere Teighälfte mit der Kutscherpastete bestreichen, die Füllung darauf verteilen und den Strudel von der gefüllten Seite her mit Hilfe des Tuches aufrollen.

Den gefüllten Strudel auf ein mit Backpapier belegtes Backblech legen, mit dem restlichen Wallnussöl bestreichen und im vorgeheizten Backofen bei 200 °C etwa 35 – 40 Min. backen.

Die Sojacreme mit den Kräutern vermischen, mit Salz, Pfeffer und Ahornsirup würzen und kalt zum Strudel servieren.

Gemüsekuchen (für 2 – 3 Portionen)

Teig
250 g Weizenvollkornmehl
125 g Almasan
1 TL Ur-Salz
2 EL kaltes Wasser

Belag
250 g Zwiebeln, gehackt
Olivenöl
250 g Champignons, in Scheiben geschnitten
½ Bund Petersilie, gehackt
Kräutersalz
Pfeffer
Muskat
4 Tomaten, in Scheiben geschnitten
1 Prise Rohzucker
125 g Tofu
ca. 4 EL Hefeflocken
1 TL Senf
Meersalz

Alle Teigzutaten zu einem Mürbeteig verarbeiten und kühl stellen.
Anschließend den Teig in eine eingefettete runde Form auslegen und einen Rand hochziehen.
Die Zwiebeln in Olivenöl andünsten, Champignons, Petersilie und Gewürze dazugeben, abschmecken und auf dem Teig verteilen. Die Tomaten obenauf legen, salzen, pfeffern und mit einer Prise Rohzucker abschmecken.
Den Tofu mit Hefeflocken, Öl und Senf in 2 EL kaltem Wasser pürieren, mit Meersalz und Pfeffer würzen und auf den Tomaten verteilen.
Bei 200 °C ca. 30 Min. backen.

Gemüsestrudel II (für 3 – 4 Portionen)

Teig
250 g Vollkornmehl
¼ TL Ur-Salz
2 EL Sonnenblumenöl
1 EL Obstessig
125 ml Wasser (auf 40 – 60 °C erhitzt)

Gemüsefüllung
2 Zwiebeln, fein gehackt
2 Knoblauchzehen, zerquetscht
3 Karotten, in feine Streifen geschnitten
2 Zucchini, in dünne Scheiben geschnitten
Olivenöl
1 Aubergine, in dünne Scheiben geschnitten
2 EL Olivenöl
50 g Tofu, in feine Würfel geschnitten
Sojasoße
Ur-Salz
Pfeffer
Muskat
Lorbeerblatt
Majoran
Thymian
Oregano
Liebstöckel
½ TL Curry
Sojasoße

Für die Verarbeitung des Strudels
etwas Vollkornmehl
Semmelbrösel
40 g Almasan-Margarine

Die Teigzutaten der Reihenfolge nach mischen und gut durchkneten. Der Teig sollte noch feucht sein. Anschließend zu einer Kugel formen und mit etwas Sonnenblumenöl bestreichen, damit die Teigkugel nicht austrocknet. Zugedeckt in einem tiefen Teller 30 Min. ruhen lassen.

Die Zwiebeln, den Knoblauch und die Karotten in heißem Öl andünsten. Anschließend die Zucchini sowie etwas Wasser dazugeben.

Die Aubergine wird in heißem Öl separat angedünstet.

Ebenso der Tofu. Wenn dieser bräunlich ist, mit Sojasoße ablöschen.

Alles zusammen in einen Topf geben, würzen und abkühlen lassen.

Eine Tuchunterlage mit Mehl bestreuen und den Teig darauf hauchdünn auf 60 x 70 cm ausrollen und ziehen.

Die Margarine in einem Topf kurz erwärmen, bis sie geschmolzen ist, und den Teig damit bestreichen. Semmelbrösel darüber streuen, und die abgekühlte Gemüsemasse auf den Teig verteilen, und zwar so, dass an der unteren Seite 2 cm, links und rechts jeweils 4 cm und oben ca. 5 cm Rand bleiben.

Die Seitenteile einklappen und den Teig mit Hilfe des Tuches einrollen. Den Strudel auf ein gefettetes Backblech legen, mit flüssiger Almasan bestreichen und bei 200 °C ca. 20 – 30 Min. backen.

Dazu lassen sich sehr gut Currysoße und gemischter Salat servieren.

Tipp: Die Teigfüllung gut abkühlen lassen. Wenn die Teigfüllung noch zu warm ist, bekommt der Teig kleine Löcher und weicht durch.

Spinat-Linsen-Quiche (für 2 Portionen)

Teig
250 g Weizenvollkornmehl
125 g Almasan-Margarine
1 TL Ur-Salz
2 EL kaltes Wasser

Belag
1 Paket gefrorener Blattspinat (450 g)
1 Zwiebel, klein gehackt
2 Knoblauchzehen, klein gehackt
2 EL Olivenöl
½ TL Curry
1 Messerspitze Cayennepfeffer
Ur-Salz
Pfeffer
Muskat
etwas Sojasoße
200 g rote Linsen
1 Gemüse-Fond (ohne gehärtete Fette)

Alle Teigzutaten zu einem Mürbeteig verarbeiten und kühl stellen. Den gekühlten Teig in eine eingefettete Springform auslegen und am Rand hochziehen.

Die Zwiebel und den Knoblauch in heißem Olivenöl andünsten, den Spinat mit etwas Wasser dazugeben, würzen und auf kleiner Flamme heiß werden lassen.
Die Linsen in einem feinen Sieb waschen und in der doppelten Menge Wasser ca. 10 – 15 Min. garen. Anschließend den Gemüse-Fond unterrühren und den Schaum an der Oberfläche abschöpfen.
Die Linsen unter die Spinatmasse ziehen und auf dem Teig verteilen.
Bei 200 °C ca. 30 Min. backen.

Römische Zucchini (für 2 Portionen)

500 g kleine Zucchini, längs halbiert
Meersalz
2 EL Vollkornsemmelbrösel
2 EL Petersilie, gehackt
1 EL Schnittlauch, fein geschnitten
1 EL Dill, fein gehackt
Miso
6 EL Sojacreme

Tomatensoße
1 EL Sonnenblumenöl
1 Zwiebel, fein gehackt
1 Knoblauchzehe, fein gehackt
Sonnenblumenöl
500 g Tomaten, enthäutet und halbiert
Oregano
1 Prise Rohzucker
Ur-Salz
schwarzer Pfeffer, frisch gemahlen

Die Zwiebel und den Knoblauch in einer feuerfesten Form mit Sonnenblumenöl andünsten. Die halbierten Tomaten und den Oregano dazugeben, mit Ur-Salz und Pfeffer würzen, Rohzucker dazu und so lange garen, bis eine dickliche Soße entstanden ist.

Die halbierten Zucchini mit Meersalz bestreuen. Vollkornsemmelbrösel, Petersilie, Schnittlauch, Dill und Miso zu einer streichfähigen Masse verrühren und auf die Zucchinihälften streichen.

Die Zucchinihälften nebeneinander in die feuerfeste Form mit der Tomatensoße legen und im vorgeheizten Backofen bei 200 °C ca. 20 bis 25 Min. backen.

Als Beilage eignen sich Basmatireis oder Bratkartoffeln.

Tipp: Die Tomaten lassen sich leicht enthäuten, wenn sie kurz mit heißem Wasser überbrüht werden.

Gemüse-Beilagen

Rosenkohl in pikanter Sauce (für 2 Portionen)

1/2 kg Rosenkohl
1 Zwiebel, fein gehackt
Olivenöl
Sojacreme (Menge nach Belieben)
1 Prise Muskatnuss, gerieben
etwas Zitrone

Den Rosenkohl in wenig Wasser al dente (bissfest) kochen.
Die Zwiebel in heißem Olivenöl goldbraun anbraten, Sojacreme, 1 Prise Muskatnuss und Zitrone dazugeben. Gut durchrühren und den Rosenkohl hinzufügen. Nochmals kurz erhitzen, wobei das Gemüse nicht mehr kochen darf.

Lauch in pikanter Creme (für 3 – 4 Portionen)

1 kg Lauch, in Scheiben geschnitten
Olivenöl
Gemüsebrühe (ohne gehärtete Fette)
4 – 5 EL Wasser
1 – 2 Päckchen Sojacreme
Paprika, edelsüß
Muskatnuss, gerieben
Worcestersoße

Den Lauch in Olivenöl dünsten, Gemüsebrühe und Wasser dazugeben. Unter Rühren 5 – 6 Min. weiter dünsten lassen. Sojacreme und Gewürze unterrühren, ein paar Spritzer Worcestersoße dazugeben und leicht einkochen lassen.

Gemüse-Beilagen

Weißkraut (für 3 – 4 Portionen)

1 Weißkohl, in Streifen geschnitten
2 Zwiebeln, geviertelt
Olivenöl
Ur-Salz
schwarzer Pfeffer
5 Wacholderbeeren
1 Lorbeerblatt
1/8 l Wasser
2 säuerliche Äpfel, geschält und in Scheiben geschnitten
Essig

Die Zwiebeln in Öl anbraten, den Kohl hinzufügen, mit Salz und Pfeffer würzen und dünsten lassen. Wacholderbeeren, Lorbeerblatt und Wasser dazugeben und etwa 5 Min. weiter dünsten. Anschließend die Äpfel daruntermischen und nochmals etwa 10 Min. dünsten.

Am Schluss nochmals mit Salz, Pfeffer und etwas Essig abschmecken.

Bayrisch Kraut (für 2 Portionen)

½ Kopf Weißkraut, in Streifen geschnitten
2 Zwiebeln, halbiert und in Scheiben geschnitten
4 EL Pflanzenöl
Gemüsebrühe (ohne gehärtete Fette)
1 EL Kümmel
½ ausgepresste Zitrone
4 cl Weißwein (kann auch weggelassen werden)
2 TL Kräutersalz
schwarzer Pfeffer, frisch gemahlen
2 Lorbeerblätter
Rosmarin
1 Apfel, geschält und gewürfelt
4 EL Apfeldicksaft
5 EL Sojasoße

Die Zwiebeln in heißem Öl glasig dünsten. Das Weißkraut mit den Gewürzen, dem Apfel und Apfeldicksaft, sowie der Sojasoße dazugeben und mit so viel Gemüsebrühe auffüllen, dass die Flüssigkeit etwa 3 cm über das Weißkraut reicht. Anschließend zugedeckt etwa 20 Min. bei kleiner Hitze garen. Gegebenenfalls nochmals Wasser auffüllen, sollte es verkocht sein.
Je länger das Kraut schmort, desto besser schmeckt es.
Bayrisch Kraut schmeckt zu Bratlingen mit Salzkartoffeln.

Für Kartoffel-Fans

Kartoffelauflauf mit Blattspinat (für 2 – 3 Portionen)

750 g gekochte Kartoffeln
2 Zwiebeln, fein gehackt
2 EL Olivenöl
2 kg frischer Blattspinat, in Streifen geschnitten
Kräutersalz, Pfeffer, Curry, Muskat – nach Geschmack
1 Packung Tofu, gewürfelt
1 Päckchen Sojacreme
4 Tomaten, in Scheiben geschnitten

Den gewaschenen Spinat quer in Streifen schneiden und trocken schwenken. Die Zwiebeln in dem heißen Öl andünsten, den Spinat mit etwas Wasser und den Gewürzen bei geschlossenem Topf kurz garen.

Anschließend den Tofu unterheben.

Schichtweise die gekochten Kartoffelscheiben, die gesalzen, gepfeffert und mit Curry bestreut werden, und der Gemüse-Tofu-Mischung in eine eingefettete Auflaufform füllen.

Zum Schluss die Tomatenscheiben obenauf legen, salzen, pfeffern und mit Sojacreme bedecken.

Im Backofen bei 180 °C ca. 30 Min. backen.

Kartoffel-Gemüse-Gratin (für 2 – 3 Portionen)

400 g Salzkartoffeln, in Würfel geschnitten
300 g Zucchini, in Würfel geschnitten
200 g Karotten, in feine Würfel geschnitten
½ l Gemüsebrühe (ohne gehärtete Fette)
1 Sojacreme
Eiersatz (für 2 Eier)
Petersilie, fein gehackt
Kräuter der Provence
Margarine (ohne gehärtete Fette)

Karotten und Zucchini in der Gemüsebrühe garen und anschließend gut abtropfen lassen.
Den Backofen auf 200°C vorheizen.
Sojacreme und Eiersatz mit dem Schneebesen verquirlen, Petersilie dazugeben und mit Kräutern der Provence würzen. Die gekochten Kartoffelwürfel und das Gemüse unter die Creme heben und in eine mit Margarine gefettete Auflaufform füllen.
Bei 200 °C 40 Min. in der Backröhre backen.

Für Kartoffel-Fans

Reibekuchen mit Zucchini (für 2 – 3 Portionen)

250 g rohe Kartoffeln, gerieben
100 g Zucchini, mittelfein gerieben oder gemixt
1 Ei
1 Handvoll Haferflocken
2 EL Weizenvollkornmehl
ca. 2 TL Gemüsebrühe (ohne gehärtete Fette)
Muskatnuss
Olivenöl
1 Bund Petersilie, fein gehackt

Die geschälten Kartoffeln reiben und auf ein Sieb zum Abtropfen geben.

Gewaschene Zucchini mittelfein reiben oder im Mixer zerkleinern. Das Ei schaumig schlagen, und mit der Kartoffel-Zucchini-Masse gut verrühren. Die Haferflocken und das Weizenvollkornmehl mischen und mit Muskat und etwas Gemüsebrühe abschmecken. Ca. 30 Min. quellen lassen und anschließend mit der Petersilie bestreuen.

Die Kartoffelmasse mit einem Löffel in 4 Portionen teilen und in einer Pfanne mit heißem Öl von beiden Seiten goldbraun anbraten.

Die Reibekuchen nehmen sehr viel Öl auf, sodass bei jeder neuen Portion Olivenöl dazugegeben werden muss.

Grumbeerpannekuche (pfälzisch) mit Apfelmus
(Rezept von meiner Mutter für 2 – 3 Portionen)

3 – 4 Kartoffeln, roh gerieben
1 rohes Ei oder Eiersatz
Meersalz
1 Zwiebel, in kleine Stücke geschnitten
1 Handvoll Haferflocken
etwas Weizenvollkorn- oder Maismehl
Petersilie, gehackt
Olivenöl
Apfelmus

Die geriebenen Kartoffeln zum Abtropfen auf ein Sieb legen. Anschließend den oberen Sud abschöpfen. Der untere Satz ist das Kartoffelmehl, das wieder in die fertig geriebenen Kartoffeln gegeben wird.
1 Ei (oder Eiersatz), Meersalz, Zwiebel und Haferflocken (machen die Grumbeerpannekuche knusprig) in die geriebenen Kartoffeln unterrühren.
Wenn das abgeschüttete Kartoffelmehl nicht ausreicht, und der Teig noch zu flüssig ist, etwas Weizenvollkornmehl oder Maismehl hinzugeben.
Die Petersilie einstreuen und in reichlich Olivenöl knusprig braten.
Dazu Apfelmus servieren.

Für Kartoffel-Fans

Kartoffelpüree mit Sauerkraut und Vollwert-Küchle
(für 2 Portionen)

Kartoffelpüree
4 – 5 mehlige Kartoffeln, gekocht
1 Päckchen Sojacreme und/oder Soja-Milch
Kräutersalz
Muskatnuss

300 g frisches Sauerkraut aus dem Bioladen
½ Apfel, geschält und in Scheiben geschnitten
Meersalz
Kümmel
Vollwert-Küchle, Fertigpackung
Olivenöl

Die gekochten Kartoffeln in einer ausreichend großen Schüssel stampfen oder mit dem Pürierstab pürieren. Mit Sojacreme und/oder Soja-Milch zu einem geschmeidigen Brei verrühren und mit Muskatnuss und Kräutersalz würzen.

Das Sauerkraut mit etwas Wasser, den Apfelscheiben, Meersalz und Kümmel nach Geschmack, kochen lassen, bis es weich genug ist.

Die Vollwert-Küchle, wie auf der Packung angegeben, zubereiten und in Olivenöl ausbraten.

Reis-Kreationen

Gemüse-Reis-Pfanne (für 2 Portionen)

300 g Karotten, in feine Scheiben geschnitten
1 rote Paprika, in Streifen geschnitten
1 gelbe Paprika, in Streifen geschnitten
1 – 2 Stangen Lauch, in Scheiben geschnitten
300 – 400 g Weißkraut, gehackt
1 EL Sojasoße
Ur-Salz
Curry
Pfeffer
200 g Vollwertreis, gekocht

Olivenöl in der Pfanne erhitzen, Gemüse unter Rühren nacheinander in der oben angegebenen Reihenfolge anbraten. Dann den fertig gekochten Reis untermischen und mit Sojasoße, Ur-Salz, Curry und Pfeffer würzen.

Mandelreis mit Brokkoli und Tomaten
(für 4 Portionen)

2 ½ Tassen Basmatireis
ca. 1 Handvoll Mandeln, fein püriert
5 Tassen Wasser (immer die doppelte Menge Wasser nehmen)
1 Lorbeerblatt
Sesamöl
2 Schalotten – geschält und gewürfelt
1 Knoblauchzehe, gewürfelt
300 g Brokkoli, gewaschen und in Röschen geteilt
2 Tomaten, geschält und zerkleinert
1 Prise Kräutersalz
weißer Pfeffer

Den Reis mit den zu einem Mus fein pürierten Mandeln anbraten, mit dem Wasser löschen und ca. 20 Min. auf kleiner Flamme gar kochen.

Öl in einer Pfanne erhitzen. Schalotten und Knoblauch glasig dünsten, Brokkoli dazugeben, Wasser aufgießen und ca. 8 Min. al dente garen. Tomaten darübergeben und kurz ziehen lassen.

Gemüse und Reis vermengen und mit Kräutersalz und weißem Pfeffer abschmecken.

Paella vegetarisch (für 2 Portionen)

1 Tasse Vollwertreis
1 große Zwiebel, klein geschnitten
3 Knoblauchzehen, klein geschnitten
Olivenöl
1 grüne Paprika, in kleine Stücke geschnitten
1 rote Paprika, in kleine Stücke geschnitten
1 Tomate, enthäutet und klein geschnitten
1 TL Meersalz
1 Prise Pfeffer
1 EL edelsüßer Paprika
1 TL Kurkuma
1 Paket Erbsen (tiefgefroren)
1 Dose Artischockenherzen
2 Tassen kochendes Wasser
2 Tassen Gemüsebrühe (ohne gehärtete Fette)

Den Reis mit 2 Tassen kochendem Wasser verrühren und 20 Min. stehen lassen. Anschließend das Wasser abgießen.

Die Zwiebel und den Knoblauch in einer Pfanne mit Öl anrösten, die zerkleinerten Paprika und die enthäutete Tomate dazugeben und ca. 10 Min. braten lassen.

Den Reis mit der Gemüsebrühe hinzufügen und zum Kochen bringen. Salz und die Gewürze untermischen, abdecken und auf kleiner Flamme ca. 15 Min. köcheln lassen, bis der Reis weich ist. Danach die aufgetauten Erbsen und Artischockenherzen dazugeben und noch etwa 1 Min. kochen lassen.

Reis-Kreationen

Saftiger Reis mit Gurkensalat und Garnelen
(für 4 Portionen)

2 Tassen Basmati- oder Vollwertreis
ca. 500 g gefrorene Garnelen
2 Zwiebeln, fein gehackt
2 große Knoblauchzehen, fein gehackt
Olivenöl
1 große Gurke, in feine Scheiben geschnitten

Salatsauce
1 Zwiebel, gehackt
1 Knoblauchzehe, gehackt
Rapsöl
Balsamico-Essig
Kräutersalz
1 Prise Curry
Kräuter der Provence
Ur-Süße oder Honig
1 Handvoll Kürbiskerne

Den Reis in der doppelten Menge Wasser al dente kochen.

In einem separaten Topf die Zwiebeln und die Knoblauchzehen mit reichlich Olivenöl goldbraun anbraten, den Reis dazugeben und kurz mitbraten. Mit Wasser auffüllen und ca. 20 Min. köcheln lassen.

Die Salatsauce mit Zwiebel und Knoblauchzehe, Rapsöl, Balsamico-Essig, Kräutersalz, einer Prise Curry und Kräutern der Provence anmachen und mit Ur-Süße oder Honig abschmecken. Die Gurkenscheiben untermischen.

Kürbiskerne in einer Pfanne anrösten und über den Salat streuen. Die aufgetauten Garnelen in Olivenöl braten.

Tipp: Wenn Sie die Garnelen mit Knoblauch mögen, geben Sie die fein gehackte Zehe erst kurz zum Schluss dazu, da der Knoblauch beim Braten in der Pfanne schnell schwarz wird.

Scharfer Kokosreis mit Auberginen und Paprika

(für 2 Portionen)

½ Tasse Vollkornreis, ½ Tasse Basmatireis
3 EL Kokosflocken
3 EL Sesamöl
2 Auberginen, gewürfelt
2 gelbe Paprika, gewürfelt
½ Peperoni, in Ringe geschnitten
2 Frühlingszwiebeln, klein geschnitten
1 Knoblauchzehe, klein gehackt
Olivenöl
2 Tassen Gemüse-Fond (ohne gehärtete Fette)
1/2 TL Ingwer, fein gerieben
1 TL Kurkuma
1/2 TL Zitronensaft
1 Prise Ur-Salz
schwarzer gemahlener Pfeffer
1 TL Minze, geschnitten

Den Reis mit den Kokosflocken in einer Pfanne mit Sesamöl anbraten, Gemüse-Fond dazugeben und ca. 20 Min. köcheln lassen.

Das Gemüse, die Frühlingszwiebeln und den Knoblauch in einem Topf mit etwas Olivenöl kurz anbraten, Wasser dazugießen und ca. 10 Min. bei offenem Topf weich garen. Ingwer, Kurkuma und Zitronensaft unterrühren und noch etwa 2 Min. ziehen lassen.

Den Kokosflocken-Reis in das fertige Gemüse geben, mit Salz und Pfeffer abschmecken und die Minze darunterheben.

Rosmarin-Reis (für 4 Portionen)

2 Tassen Vollwertreis
4 Tassen Gemüsebrühe (ohne gehärtete Fette)
2 Frühlingszwiebeln, klein geschnitten
5 – 6 Knoblauchzehen, fein gehackt
½ Bund Rosmarinzweige, fein gehackt
Olivenöl
Weißwein
1 Prise Pfeffer

Den Reis in Gemüsebrühe ca. 30 Min. vorkochen (die doppelte Menge Flüssigkeit wie Reis).
Frühlingszwiebeln und Knoblauch in einem separaten Topf mit etwas Olivenöl andünsten. Den vorgekochten Reis dazugeben und mit Weißwein und etwas Gemüsebrühe ablöschen, bis der Reis alle Flüssigkeit aufgesogen hat.
Rosmarin und Pfeffer daruntermischen.

Tipp: Vollwertreis hat eine längere Garzeit als Basmatireis.

Hauptsache Nudeln

**Gemüse-Tortellini mit Oliven-Mousse und
Orangen-Feldsalat** (für 2 Portionen)

1 Päckchen Gemüse-Tortellini
2 Glas schwarze und 2 Glas grüne Oliven – ohne Steine
und naturgereift
2 Knoblauchzehen, im Mixer fein gemixt
Olivenöl
ca. 100 g Feldsalat

Salatsauce
Olivenöl
Balsamico-Essig
Kräutersalz
etwas Honig
schwarzer Pfeffer, gemahlen
etwas Curry
1 Zwiebel, klein geschnitten
1 Knoblauchzehe, zerquetscht
evtl. Petersilie
1 – 2 Orangen, geschält und in kleine Stückchen zerteilt

Die Tortellini in heißem Salzwasser kochen.
Für das Oliven-Mousse die grünen und schwarzen Oliven und – je nach Geschmack – mindestens 2 Knoblauchzehen mit Olivenöl in den Mixer geben. Das Mousse sollte nicht zu flüssig werden.
Olivenöl, Balsamico-Essig, Kräutersalz, Honig, Pfeffer, Curry (nach Geschmack), Zwiebel, Knoblauch und die Petersilie zu einer Salatsoße verrühren und die Orangenstückchen dazugeben.
Vor dem Anrichten den Feldsalat sanft unterheben.
Das Oliven-Mousse über die fertig gekochten Tortellini geben.

Spaghetti mit Tofu-Tomatensoße (für 2 Portionen)

½ Päckchen Spaghetti
1 Zwiebel, in Würfel geschnitten
1 Knoblauchzehe, in Würfel geschnitten
Olivenöl
1 Packung Tofu, zerdrückt
etwas Sojasoße
1 Packung passierte Tomaten
50 g schwarze Oliven, geviertelt
2 EL Kapern
Kräutersalz
1 EL getrocknetes Basilikum
1 EL Paprika, edelsüß
1 Prise Cayennepfeffer
Tomaten und frische Basilikumblätter zum Garnieren

Die Zwiebel und den Knoblauch in Olivenöl andünsten. Den Tofu mit einer Gabel zerdrücken, dazugeben, mit Sojasoße und den passierten Tomaten ablöschen und würzen. Die schwarzen Oliven und die Kapern unterheben. Würzen mit Kräutersalz, Basilikum, Paprika und Cayennepfeffer.

Während die Soße im geschlossenen Topf köchelt, die Spaghetti al dente kochen.

Die Soße mit den fein geschnittenen Tomaten und dem frischen Basilikum garnieren und zu den Spaghetti servieren.

Gefüllte Tortellini auf Blattspinat und Garnelen
(für 2 Portionen)

1 Packung Tortellini
250 g Blattspinat, frisch
Gemüse-Fond
Muskatnuss
Kräutersalz
½ Päckchen Sojacreme
1 Päckchen (ca. 250 g) gefrorene oder frische Garnelen
1 Knoblauchzehe, fein gehackt
Olivenöl

Soße
1 große Zwiebel, fein geschnitten
1 Knoblauchzehe, fein gehackt
Olivenöl
1 Päckchen Sojacreme
schwarzer Pfeffer, gemahlen oder Pfefferkörner
frischer Rosmarin
Gemüse-Fond
Austernsoße (findet man im koreanischen Feinkostgeschäft)

Die Tortellini in heißem Salzwasser al dente kochen.

Frischen Blattspinat kurz in Gemüse-Fond blanchieren, mit Muskatnuss und Kräutersalz würzen, und die Sojacreme nach Geschmack hinzugeben.

Die aufgetauten Garnelen in Olivenöl langsam garen. Den Knoblauch erst am Schluss dazugeben, da er sonst zu dunkel wird.

Die Zwiebel und die Knoblauchzehe in heißem Olivenöl anbräunen und anschließend die Sojacreme, Pfeffer und Rosmarin dazugeben. Kurz aufkochen lassen und den Gemüse-Fond und die Austernsoße einrühren und mitkochen lassen.

Serviert werden zuunterst die Tortellini, darüber der Blattspinat und obenauf die Soße mit den Garnelen.

Tagliatelle mit Käse-Spinat (für 2 Portionen)

1 Päckchen Tagliatelle
Ur-Salz
Olivenöl
Blattspinat, tiefgefroren
1 Knoblauchzehe, zerdrückt
Meersalz
1 Prise Rohzucker
Muskatnuss
5 EL Sojacreme
Bio-Käse nach Geschmack

Die Tagliatelle, wie auf der Packung angegeben, in Salzwasser mit einem Schuss Olivenöl kochen.

Den aufgetauten Spinat mit einer zerdrückten Knoblauchzehe erhitzen und mit Meersalz und einer Prise Rohzucker und Muskatnuss würzen. Die Sojacreme unterrühren.

Den Bio-Käse darüber zerlaufen lassen.

Spaghetti mit Gemüse-Bolognese (für 2 – 3 Portionen)

½ Packung Spaghetti
2 große Karotten, zerteilt
1 rote, 1 grüne und 1 gelbe Paprika, zerteilt ohne Kernhaus
2 – 3 Zucchini, zerteilt
2 – 3 Tomaten, enthäutet
1 Tube Tomatenmark
1 Zwiebel, klein gehackt
2 Knoblauchzehen, klein gehackt
Olivenöl
Thymian
Basilikum
Oregano
Rosmarin
Gemüse-Fond, nach Geschmack
1 – 2 EL Paprikapulver, edelsüß

Die Karotten, Paprika, Zucchini, Zwiebel und den Knoblauch in einem Mixer grob zerkleinern.
Den Gemüse-Mix in Olivenöl goldbraun dünsten. Die Tomaten dazugeben.
Mit etwas Wasser löschen. Das Tomatenmark mit den Gewürzen und dem Gemüse-Fond hinzufügen und aufkochen lassen. Zum Schluss das Paprikapulver einrühren, damit die Bolognese-Soße etwas eingedickt wird.
Die Spaghetti in Salzwasser al dente kochen.

Nudeln mit Macadamia-Kürbiskern-Spinatsoße
(für 2 Portionen)

½ Packung Nudeln (z. B. Bandnudeln oder Tagliatelle o. ä.)
1 Päckchen Blattspinat, gefroren
1 Handvoll Macadamia-Nüsse, fein gemahlen
1 Handvoll Kürbiskerne, fein gemahlen
1 Zwiebel, gehackt
1 große Knoblauchzehe, gehackt
Olivenöl
1 Schuss Weißwein (nach Geschmack)
1 Tüte Sojacreme
Gemüse-Fond (ohne gehärtete Fette)

Die fein gemahlenen Nüsse mit der Zwiebel und dem Knoblauch in Olivenöl hellbraun rösten. Mit Weißwein ablöschen, Sojacreme hinzufügen und aufkochen lassen. Gemüse-Fond dazugeben und den aufgetauten Blattspinat in der Soße einige Minuten köcheln lassen.
Die Nudeln al dente in Salzwasser kochen.

Tofu, Soja & Co.

Tofu natur mit Paprikagemüse (für 2 Portionen)

1 Tofu, natur
Olivenöl
Kräuter- oder Meersalz
2 – 3 Paprika, rot, in Streifen geschnitten
1 Zwiebel, klein gehackt
1 Knoblauchzehe, klein gehackt
frischer Rosmarin
Gemüsebrühe – ohne gehärtete Fette
1 Sojacreme
1 Schuss Weißwein, trocken
frisches Basilikum, Majoran, Oregano, evtl. Curry
alternativ: 1 Handvoll Walnüsse

Tofu natur gut abtropfen lassen und von beiden Seiten mit Kräuter- oder Meersalz würzen, da der Tofu geschmacksneutral ist. In Olivenöl kurz anbraten, bis beide Seiten knusprig-braun sind.
Anschließend Paprikastreifen, Zwiebel, Knoblauch und frischen Rosmarin dazugeben und garen lassen, bis der Paprika weich ist. Anschließend mit etwas Gemüsebrühe löschen und die Sojacreme unterrühren. Nochmals kurz aufkochen lassen, mit einem Schuss trockenen Weißwein abschmecken und mit frischem Basilikum, Majoran und Oregano und evtl. Curry würzen.

Alternative: Anstatt der Zwiebel und Knoblauchzehe eine Handvoll Walnüsse in einer separaten Pfanne rösten und – nachdem der Paprika weich ist – dazugeben.
Als Beilage eignen sich Reis oder Salzkartoffeln.

Tofu-Geschnetzeltes mit gebratenen Auberginen
(für 2 Portionen)

½ Packung Tofu-Geschnetzeltes (ca. 125 g pro Person)
1 Knoblauchzehe, klein gehackt
1 Zwiebel, in Scheiben geschnitten
Olivenöl
braune Soße (im Glas oder als Pulver)
1 Schuss Rotwein
1 Päckchen Sojacreme
Pfeffer

2 Auberginen, in Scheiben geschnitten
1 Knoblauchzehe, zerquetscht
Kräutersalz

Tofu-Geschnetzeltes in Wasser einweichen und eine halbe Stunde ziehen lassen. Das Wasser herausdrücken, gut abtropfen lassen und das Tofu-Geschnetzelte in Olivenöl mit gehacktem Knoblauch und Zwiebelringen anbraten.
Die braune Soße einrühren, mit Rotwein (oder Wasser) löschen und anschließend die Sojacreme dazugeben. Je nach Geschmack pfeffern.

Die Auberginenscheiben mit Salz beträufeln und etwa 1 – 2 Stunden stehen lassen, damit die Flüssigkeit entzogen wird. Anschließend mit etwas Kräutersalz würzen und in einer feuerfesten Auflaufform mit Olivenöl ca. 20 Min. bei 200 °C im Backofen garen.
Den Knoblauch in der Mitte der Garzeit dazugeben, damit er nicht zu dunkel wird.
Da die Auberginen sehr viel Öl »schlucken«, eignet sich das Garen im Backofen besser als in der Pfanne.
Beilagen: Vollkornspaghetti und Selleriesalat

Curry-Tofu in Austernsoße (für 2 Portionen)

1 Curry-Tofu
2 Zwiebeln, klein gehackt
1 Knoblauchzehe, klein gehackt
Rapsöl
1 Schuss Weißwein
Gemüsebrühe (ohne gehärtete Fette)
2 – 3 EL Austernsoße (findet man in koreanischen Feinkostläden)
ca. 1 Päckchen Sojacreme

Curry-Tofu in Rapsöl braten.
Zwiebeln und Knoblauch in Rapsöl separat glasig anbraten, mit etwas Weißwein löschen und mit Gemüsebrühe abschmecken. Am Schluss Austernsoße und Sojacreme – je nach Geschmack – dazugeben.
Dazu schmecken Fenchelgemüse und Vollwert-Spaghetti.

Tofu mit Auberginen in Kokosmilch (für 4 Portionen)

1 Tofu, in kleine Würfel geschnitten
2 Dosen Kokosmilch
je 1 Paprika rot, grün, gelb, in Würfel geschnitten
1 Aubergine, in Scheiben geschnitten
Olivenöl
1 kleine Dose Champignons
1 kleine Dose Zuckerbohnen
und/oder Sojabohnen
4 – 6 Zitronenblätter
Zitronengras nach Geschmack
Paprikapaste nach Geschmack
1 Päckchen Sojacreme
ca. 4 – 5 EL Austernsoße (findet man im koreanischen Feinkostgeschäft)

Auberginen mit Salz beträufeln und ca. 1 – 2 Stunden stehen lassen, damit die Flüssigkeit entzogen wird.

2 Dosen Kokosmilch zum Kochen bringen, den Paprika hinzufügen und bei niedriger Hitze ca. 5 Min. köcheln lassen.

Tofu mit den Auberginen in einer separaten Pfanne kurz in Olivenöl anbraten. Champignons, Zuckerbohnen und/oder Sojabohnen dazugeben und mitdünsten. Anschließend das Gemüse und den Tofu in die Kokosmilch geben und mitköcheln lassen. (Das Gemüse sollte noch bissfest sein.)

Zitronengras klopfen, klein schneiden und mit den Zitronenblättern beifügen. Mit koreanischer Paprikapaste, Sojacreme und Austernsoße abschmecken.

Als Beilage eignet sich Basmatireis.

Tipp: Zitronengras ist auch in Pulverform erhältlich.

Tofu-Pilzragout mit Curry-Reisrand
(für 2 Portionen)

1 Tasse Basmatireis
1 Zwiebel, fein gewürfelt
Olivenöl
1 EL Almasan
etwa 2 TL Kurkuma
etwa 1 TL Curry
2 Tassen Gemüsebrühe (ohne gehärtete Fette)

Pilzragout
150 g gemischte Pilze (Champignons, Austernpilze, Pfifferlinge, Steinpilze), in Scheiben geschnitten
1 Tofu, in Würfel geschnitten
1 Zwiebel, fein gewürfelt
Olivenöl
Thymian
400 ml Sojacreme
2 EL Reismehl
1 TL Sojasoße
Kräutersalz
frischer Pfeffer
1 Bund Petersilie, fein gehackt
1 EL Saft einer unbehandelten Zitrone

Den Reis auf einem Sieb mit heißem Wasser abspülen.
Die Zwiebelwürfel in einem Topf mit heißem Olivenöl glasig dünsten. Kurkuma, das Currypulver sowie den Reis hinzugeben und kurz mit anbraten. Mit der Gemüsebrühe ablöschen, und abgedeckt bei mittlerer Hitze etwa 30 Min. garen lassen.
Anschließend den heißen Reis in eine glatte mit Öl eingepinselte Kranzkuchenform einfüllen und mit einem Löffel fest in die Form pressen und glatt streichen.
Das Ganze über einen großen Teller stürzen, die Form abnehmen und den Reisring im Backofen warm halten.

Die Zwiebelwürfel in einer Pfanne mit heißem Öl glasig dünsten. Die Pilze, den Tofu sowie den Thymian dazugeben und anbraten.

300 ml Sojacreme darüber gießen und aufkochen lassen. Die restlichen 100 ml Sojacreme mit Reismehl verrühren und unter die Tofu-Pilze rühren. Erneut kurz aufkochen und etwa 5 Min. bei geringer Hitze ohne Deckel köcheln lassen.

Das Pilzragout mit Kräutersalz, Pfeffer, Sojasoße, Petersilie und Zitronensaft abschmecken.

Nun den Reis aus dem Ofen nehmen und mit einem Teil des Tofu-Pilzragouts füllen. Das restliche Ragout wird in eine vorgewärmte Schale dazugereicht.

Tipp: Die Pilze nur mit einem feuchten Tuch vorsichtig abreiben, da sie durch Waschen zu viel Wasser aufnehmen können.

Frische Petersilie immer zum Schluss dazugeben und nicht mitkochen lassen.

Curry-Tofu mit Kohlrabigemüse (für 2 Portionen)

1 Curry-Tofu
1 – 2 Kohlrabi, grob geraspelt
2 Zwiebeln, fein gehackt
1 Knoblauchzehe, fein gehackt
Olivenöl
Weizenvollkornmehl
etwas Weißwein
Gemüse-Fond (ohne gehärtete Fette)
1 Päckchen Sojacreme
Petersilie, frisch

Den Curry-Tofu in Olivenöl von beiden Seiten goldbraun braten und bei reduzierter Hitze noch etwas durchziehen lassen. Anschließend von der Kochstelle nehmen.

Die Kohlrabi in Salzwasser al dente kochen.

Die Zwiebeln und den Knoblauch in einem Topf mit heißem Olivenöl glasig dünsten und – je nach gewünschter Konsistenz – das Weizenvollkornmehl einrühren, bis es etwas bräunlich wird.

Anschließend mit einem Schuss Weißwein löschen und mit dem Schneebesen gut verrühren.

Gemüse-Fond dazugeben und kurz aufkochen lassen.

Nun die Sojacreme darunter rühren, die Petersilie einstreuen und das Ganze über das gare Kohlrabi-Gemüse gießen.

Als Beilage eignen sich am besten Salzkartoffeln.

Curry-Tofu-Geschnetzeltes mit Nektarinen und Mandelblättchen (für 2 Portionen)

1 Curry-Tofu
1 Zwiebel, fein gehackt
1 Knoblauchzehe, fein gehackt
Olivenöl
1 Sojacreme oder Sojamilch
1 Gemüse-Fond (ohne gehärtete Fette)
1 Handvoll Mandelblättchen
etwa 2 EL Margarine (ohne gehärtete Fette)
Weißwein – nach Geschmack
1 süße Nektarine

1 Curry-Tofu in der Pfanne in Olivenöl anbraten. Die Zwiebel und die Knoblauchzehe etwas später dazugeben, damit sie nicht schwarz werden.

Sojacreme oder Sojamilch und Gemüse-Fond unterrühren.

Die Mandelblättchen in einer separaten Pfanne in Margarine anrösten, anschließend unter das Curry-Tofu heben und mit einem Schuss Weißwein abschmecken.

Nun das Curry-Tofu mit dem Kochlöffel zerkleinern und die Nektarinenstückchen unterheben.

Als Beilage eignet sich am besten Basmatireis.

Gemüse-Ananas-Tofu (für 2 – 3 Portionen)

250 g Tofu natur, in kleine Würfel geschnitten
500 g Karotten, in feine Scheiben geschnitten
2 Bund Lauchzwiebeln, in feine Stücke geschnitten
1 Dose Ananas (425 ml), in kleine Stücke geschnitten
200 g Sojabohnen-Keimlinge
50 ml Sojasoße
Saft einer halben Zitrone
Walnussöl
1 TL Sambal Oelek
Ur-Salz
Pfeffer aus der Mühle

Sojasoße mit Zitronensaft und Sambal Oelek verrühren und den Tofu darin 30 Min. marinieren.

Die marinierten Tofuwürfel in einer Pfanne mit Walnussöl rundum anbraten, beiseite stellen und mit Salz und Pfeffer würzen.

Karotten, Lauchzwiebeln, Ananas und Sojabohnen-Keimlinge in Walnussöl anbraten, salzen und pfeffern. Den Tofu dazugeben, nochmals kurz braten und anschließend mit der Marinade beträufeln.

Als Beilage eignet sich Basmatireis.

Soja-Geschnetzeltes – zubereitet als
»Soße Bolognese« (für 2 – 3 Portionen)

1 Päckchen Soja-Geschnetzeltes
1 große Zwiebel, klein gehackt
2 Knoblauchzehen, zerdrückt
Olivenöl
ca. ½ l Gemüsebrühe
1 Tube Tomatenmark oder 1 Dose geschälte Tomaten
3 EL (oder mehr) süßer Paprika (Pulver)
Oregano
Rosmarin
Thymian
Majoran
frisches Basilikum
ca. 250g Spaghetti

Das Soja-Geschnetzelte, wie auf der Packung angegeben, zubereiten.

Zwiebel und Knoblauch in Olivenöl anbraten, das Soja-Geschnetzelte dazugeben, Gemüsebrühe und Tomatenmark oder geschälte Tomaten untermischen, mit süßem Paprikapulver bestreuen und alles kurz aufkochen lassen.

Oregano, Rosmarin, Thymian, Majoran dazugeben und nochmals ca. ½ Stunde köcheln lassen. (Das Paprikapulver dickt die Soße zwar etwas an, jedoch nicht so stark wie Mehl.)

Zum Schluss mit frischem Basilikum garnieren.

Die Spaghetti al dente kochen und das Soja-Geschnetzelte darübergeben.

Dazu schmeckt ein Eisbergsalat.

Soja-Geschnetzeltes mit Esskastanien
(für 2 – 3 Portionen)

1 Päckchen »Soja-Schnetzel, fein«
(hergestellt aus Sojabohnen)
1 große Zwiebel, klein gehackt
2 Knoblauchzehen, zerdrückt
Olivenöl
Wasser
Rotwein nach Geschmack
braune Soße (natürlich ohne Fleischzusatz)
Roggen-Vollkornmehl
Gemüse-Fond – ohne gehärtete Fette
1 Päckchen Sojacreme
ca. 500 g Esskastanien (ca. ½ Pfd. pro Portion)

Das »Soja-Schnetzel, fein« in der Gemüsebrühe einweichen und ½ Stunde ziehen lassen.

Zwiebel und Knoblauch in Öl anbraten, das »Soja-Schnetzel, fein« dazugeben und mitbraten. Mit einem Schuss Wein und/oder Wasser löschen.

Die braune Soße mit etwas Roggen-Vollkornmehl und Gemüse-Fond verquirlen, dazugeben und aufkochen lassen.

Am Schluss die Sojacreme unterrühren.

Die Esskastanien entweder schon fertig geschält kaufen und in Wasser heiß machen, oder – wenn ungeschält – mit einem Messer die Schale auf der Unterseite kreuzweise einritzen und auf einem Backblech im Backofen bei niedriger Temperatur ca. ½ Stunde rösten.

Als Beilage schmeckt ein mit Curry fein gewürzter Chicorée-Salat.

Grünkern- oder Curry-Küchle mit Fenchelgemüse
(für 2 – 3 Portionen)

6 Küchle aus dem Bioladen oder Bio-Supermarkt
2 – 3 Fenchelknollen, in Scheiben geschnitten
Fenchelkraut, klein geschnitten
Olivenöl
1 Tüte Sojacreme
Gemüse-Fond (ohne gehärtete Fette)
Ur-Salz
Petersilie oder Schnittlauch
Rapsöl

Das Fenchelgemüse ohne Fenchelkraut in Salzwasser al dente kochen und anschließend in Olivenöl etwas anrösten. Sojacreme, Gemüse-Fond, Ur-Salz und Petersilie oder Schnittlauch dazugeben und mit dem Fenchelgrün bestreuen.

Die Küchle (zum Selbermachen oder schon fertig in Folie) in Rapsöl durchbraten.

Als Beilage eignen sich Salz- oder Folienkartoffeln.

Grünkern-Frikadellen mit Rote-Bete-Salat
(für 2 – 3 Portionen)

1 Packung Grünkern-Frikadellen (ergibt 6 bis 8 Stück)
4 – 5 Knollen Rote Bete, eingeschweißt oder frisch, in mitteldicke Scheiben geschnitten
Kräutersalz
Kümmel
Anis
Fenchel
Balsamico-Essig
Olivenöl
Rohzucker oder Honig
Petersilie

Die Grünkern-Frikadellen in Olivenöl braten.
Die Rote Bete mit Kräutersalz würzen und mit einer Vinaigrette aus Kümmel, Anis, Fenchel, Balsamico-Essig, Olivenöl und etwas Rohzucker oder Honig anmachen.
Am Schluss frische Petersilie dazugeben.
Als Beilage eignet sich deftiger Naturreis, der vor dem Kochen mit Zwiebeln und Knoblauch in Olivenöl angebraten wird.

Fisch und mehr

Wildlachsfilet in Sojacreme-Soße mit Brokkoli-Karottengemüse (für 2 – 3 Portionen)

500 g Wildlachsfilet, frisch
Olivenöl
Ur-Salz
etwas Zitronensaft
3 Karotten
1 Kopf Brokkoli
Walnussöl
Petersilie, gehackt
Muskatnuss

Soße
1 Zwiebel, klein gehackt
2 – 3 Knoblauchzehen, klein gehackt
Olivenöl
1 Päckchen Sojacreme
Gemüsebrühe (ohne gehärtete Fette)
Austernsoße nach Geschmack
Dill, getrocknet

Die Karotten und die Brokkoli-Röschen in Salzwasser al dente garen. Anschließend das Gemüse in eine geeignete Schüssel geben, damit alles heiß bleibt. Walnussöl, Petersilie und Muskatnuss dazugeben und gut durchschütteln.

Für die Soße die Zwiebel und Knoblauchzehen in einem Topf mit heißem Öl anbraten. Sojacreme, Gemüsebrühe, Austernsoße und getrockneten Dill dazugeben und ca. 5 Min. köcheln lassen.

Das Wildlachsfilet in der Pfanne in Olivenöl goldbraun braten, anschließend salzen und mit Zitronensaft beträufeln.

Als Beilage eignet sich Basmatireis.

Tipp: Karotten sollten immer mit Öl oder Fett zubereitet werden, da die wichtigen Karotene fettlöslich sind und nicht ohne Fett vom Körper aufgenommen werden können. Am besten zusammen mit Gemüsesorten, die reich an Zink oder Eisen sind, oder mit Vitamin-E-haltigem (Lein-)Öl servieren!

Wildlachs mit Reis-Fenchelgemüse in Sahnesoße
(für 2 Portionen)

500 g Wildlachs
Olivenöl
Kräutersalz
Saft einer ½ Zitrone
2 – 3 Fenchelknollen, in Scheiben geschnitten
Fenchelkraut

Soße
1 Knoblauchzehe, klein gehackt
1 Zwiebel, fein geschnitten
Olivenöl
1 Päckchen Soja-Sahne (ungesüßt)
Gemüse-Fond
Weißwein, trocken

Fenchelgemüse ohne Fenchelkraut in Salzwasser al dente kochen und anschließend mit dem Fenchelkraut garnieren.

Für die Soße den Knoblauch und die Zwiebel in Olivenöl anbraten, Soja-Sahne darüber gießen und mit Gemüse-Fond abschmecken. Kurz aufkochen lassen und mit einem Schuss trockenen Weißwein verfeinern.

Den Wildlachs säubern und in der Pfanne in Olivenöl langsam braten, bis er gar ist. Nun mit Kräutersalz würzen und mit Zitronensaft beträufeln.

Als Beilage eignet sich Basmatireis, leicht mit Curry gewürzt.

»Salmon« in Currysoße mit Basmati- und schwarzem Naturreis (für 2 Portionen)

500 g Wildlachsfilet, frisch
Olivenöl
Kräutersalz
Pfeffer, schwarz
Zitronensaft – nach Geschmack
1 Tasse Reis
1 Zwiebel, fein gehackt
1 – 2 EL Margarine (ohne gehärtete Fette)
Ur-Salz
Currysoße (aus dem Bioladen oder Bio-Supermarkt)
Sojacreme

Die Zwiebel in Margarine glasig dünsten, den Reis dazugeben und gut anbraten.

Anschließend mit der doppelten Menge Wasser auffüllen und auf Stufe 1 köcheln lassen, bis das Wasser verkocht ist. Sollte der Reis noch nicht gar sein, noch ein wenig Wasser hinzufügen.

Mit Ur-Salz würzen.

Das Lachsfilet in Olivenöl durchbraten und anschließend mit Kräutersalz und schwarzem Pfeffer würzen.

Die Currysoße mit Sojacreme (nach Geschmack) verfeinern und darübergießen.

Thunfischfilet mit Zitronensoße und Karotten
(für 2 Portionen)

ca. 500 g Thunfischfilet
Olivenöl
Kräutersalz
Dill, frisch
5 mittelgroße Karotten, in ca. 3 cm lange Stifte geschnitten
Walnussöl
Petersilie, fein gehackt
Muskatnuss

Soße
1 Zwiebel, fein gehackt
1 – 2 Knoblauchzehen, klein gehackt
Olivenöl
1 Tüte Sojacreme
Gemüse-Fond (ohne gehärtete Fette)
ca. 3 – 4 Zitronenblätter
Zitronengras (als Pulver)
Austernsoße
1 Limone (unbehandelte Schale)

Die Karotten in heißem Wasser garen, sodass sie noch Biss haben. Das Wasser abschütten, einen Schuss Walnussöl dazugeben, mit Petersilie und Muskatnuss würzen, gut durchschütteln und warm stellen.

Die Zwiebel und die Knoblauchzehen in Olivenöl goldbraun anbraten, Sojacreme darübergeben und mit Gemüse-Fond abschmecken. 3 – 4 Zitronenblätter und eine Prise Zitronengras-Pulver mitkochen lassen. Mit Austernsoße würzen und die Limonenschale (evtl. noch einige Tropfen Limone) dazugeben.

Das Thunfischfilet in Olivenöl anbraten. Anschließend mit Kräutersalz und frischem Dill würzen.

Die Soße über den fertigen Thunfisch gießen und mit einer Limonenscheibe servieren.

Thunfisch mit Mangoldgemüse in Austernsoße
(für 2 Portionen)

500 g Thunfisch, frisch
Olivenöl
Ur-Salz
etwas Zitronensaft
4 – 5 Stängel Mangoldgemüse, mit den Stängeln in schmale Streifen geschnitten
1 Zwiebel, fein gehackt
2 Knoblauchzehen, fein gehackt
Kräutersalz
Pfeffer

Soße
1 Knoblauchzehe, fein gehackt
Olivenöl
1 Päckchen Sojacreme
Gemüse-Fond (ohne gehärtete Fette)
ca. 2 EL Austernsoße
Dill, frisch

Die Mangoldstreifen in so viel kochendes Salzwasser geben, dass das Gemüse vollständig bedeckt ist und ca. 3 – 4 Min. garen lassen.
In einem separaten Topf die Zwiebel und die Knoblauchzehen in heißem Olivenöl anbraten, das gut abgetropfte Gemüse dazugeben und dünsten. Mit Kräutersalz und etwas Pfeffer würzen.
Für die Soße 1 Knoblauchzehe in Olivenöl anbraten, Sojacreme, Gemüse-Fond und Austernsoße dazugeben und einige Minuten köcheln lassen.
Den frischen Dill zum Schluss darüberstreuen.
Den Thunfisch in heißem Olivenöl durchgaren, mit Ur-Salz würzen und mit etwas Zitronensaft beträufeln.
Als Beilage eignen sich Salzkartoffeln oder Vollkornnudeln.

Fisch und mehr

Thunfisch und Garnelen in Rosmarinsoße
(für 2 Portionen)

500 g Thunfisch, frisch
250 g Garnelen, gefroren oder frisch
Olivenöl
Kräutersalz
Pfeffer
1 Handvoll Mandelblättchen
1 Handvoll Sonnenblumenkerne
1 Tasse Basmatireis
Ur-Salz

Soße
1 große Zwiebel, klein gehackt
1 große Knoblauchzehe, klein gehackt
Olivenöl
1 Päckchen Sojacreme
1 Gemüsebrühwürfel (ohne gehärtete Fette)
2 – 3 EL Austernsoße
wenig Rosmarin, da er sonst vorschmeckt
6 – 7 Zitronenblätter

Den Thunfisch und die Garnelen (tiefgefrorene Garnelen nach dem Auftauen mit einem Küchenpapier vorsichtig trocken tupfen) in Olivenöl braten. Anschließend mit Kräutersalz und etwas Pfeffer würzen.

In einer separaten Pfanne Mandelblättchen und Sonnenblumenkerne in Olivenöl goldbraun rösten.

Die Zwiebel und die Knoblauchzehe in Olivenöl glasig dünsten. Die Sojacreme dazugeben, mit Gemüsebrühwürfel und Austernsoße – je nach Geschmack – würzen.

Den frischen Rosmarin und die Zitronenblätter dazugeben und mitkochen lassen.

Kurz vor dem Servieren die gerösteten Mandelblättchen und die Sonnenblumenkerne dazugeben.

Victoriabarschfilet mit Kurkuma-Reis

(für 2 Portionen)

500 g Victoriabarsch-Filet, frisch
1 Knoblauchzehe, klein gehackt
Olivenöl
Kräutersalz
Rosmarin, frisch
etwas Zitronensaft

1 Tasse Basmatireis
1 kleine Zwiebel, gehackt
1 Knoblauchzehe, gehackt
Olivenöl
2 Tassen Wasser
Gemüse-Fond (ohne gehärtete Fette)
Kurkuma – nach Geschmack

Die Zwiebel und die Knoblauchzehe in einem Topf mit heißem Öl goldbraun anbraten, den Basmatireis dazugeben, bis er leicht nussig riecht. Mit 2 Tassen Wasser auffüllen und kochen lassen, bis der Reis gar ist. Gemüse-Fond und Kurkuma nach Geschmack hinzufügen.

Das Victoriabarschfilet in der Pfanne kurz anbraten und bei kleiner Flamme durchbraten lassen, damit es nicht auseinanderfällt. Kurz bevor es gar ist, die Knoblauchzehe klein hacken, dazutun, und den frischen Rosmarin darübergeben, mit Kräutersalz würzen und mit etwas Zitronensaft beträufeln.

Als Beilage eignet sich Eisbergsalat.

Rotbarschfilet in Dillsoße (für 2 Portionen)

500 g Rotbarschfilet, frisch oder tiefgefroren
1 – 2 Zwiebeln, klein geschnitten
1 Knoblauchzehe, zerdrückt
Olivenöl
1 Päckchen Sojacreme
1 Schuss Weißwein oder Sekt
Gemüse-Fond – ohne gehärtete Fette
Dill, frisch

Das Rotbarschfilet in heißem Olivenöl anbraten, Zwiebeln und Knoblauch etwas später dazugeben, damit sie nicht dunkel werden. Anschließend die Sojacreme einrühren, einen Schuss Weißwein oder Sekt darüber gießen, mit Gemüse-Fond abschmecken und kurz aufkochen lassen, bis die Soße dicklich ist. Anschließend den frischen Dill darüber streuen.

Als Beilagen eignen sich Schupfnudeln und gedünsteter Brokkoli.

Ratatouille mit Rotbarschfilet und gerösteten Walnüssen (für 3 – 4 Portionen)

3 Paprika (rot, grün und gelb), in Streifen geschnitten
2 Auberginen, in Scheiben geschnitten
2 Zucchini, in Scheiben geschnitten
1 Zwiebel, klein geschnitten
3 Knoblauchzehen (oder weniger), zerdrückt
Olivenöl
Kräutersalz
Kräuter der Provence – nach Geschmack
1 Handvoll Walnüsse, klein gehackt
Walnussöl
600 g Rotbarschfilet
Zitronensaft

Auberginen mit Salz beträufeln und ca. 1 – 2 Stunden stehen lassen. Anschließend die Flüssigkeit gut abtropfen lassen.

Zwiebel und Knoblauch in Olivenöl andünsten, Paprika, Auberginen und Zucchini dazugeben und ca. ½ Stunde dünsten lassen. Mit Kräutersalz und Kräutern der Provence würzen.

Walnüsse in einer separaten Pfanne in Walnussöl goldbraun rösten.

Den Rotbarsch in Olivenöl anbraten und kurz vor dem Garwerden mit Kräutersalz würzen und mit Zitronensaft beträufeln.

Die Walnüsse über den Fisch streuen.

Als Beilage eignet sich Vollwertreis, der vor dem Kochen mit einer Zwiebel und Knoblauchzehe goldbraun angebraten wird, bis er leicht »nussig« riecht.

Rotbarschfilet in Tomatensoße (für 2 Portionen)

500 g Rotbarschfilet, frisch
5 – 6 Tomaten, gehäutet, entkernt und geviertelt
2 Zwiebeln, fein gewürfelt
2 Knoblauchzehen, zerdrückt
Rapsöl
Paprikapulver, edelsüß
Saft und abgeriebene Schale einer unbehandelten Zitrone
Kräutersalz
schwarzer Pfeffer
1 – 2 TL Sambal
Rohzucker
Petersilie, fein gehackt

Rotbarschfilet mit etwas Zitronensaft beträufeln und mit Salz und schwarzem Pfeffer würzen.

Zwiebeln und Knoblauch in heißem Rapsöl glasig braten, den edelsüßen Paprika einstreuen und anschwitzen.

Nun die Tomaten, 3 EL Zitronensaft und die geriebene Zitronenschale, Kräutersalz, Pfeffer und Sambal einrühren. Aufkochen lassen und anschließend zugedeckt bei mittlerer Hitze ca. 10 Min. köcheln lassen, bis die Tomaten verkocht sind. Eine Prise Rohzucker dazugeben.

Das Rotbarschfilet in die Soße legen und zugedeckt bei schwacher Hitze ca. 10 Min. schmoren lassen.

Zum Schluss die Petersilie darüber streuen.

Als Beilage eignet sich Vollwertreis.

Tipp: Die Tomaten lassen sich leicht enthäuten, wenn sie kurz mit heißem Wasser überbrüht werden.

Rotbarsch-Geschnetzeltes in Creme-Soße
(für 2 Portionen)

500 g Rotbarschfilet, frisch
Kräutersalz
Rapsöl
1 Päckchen Sojacreme
Gemüse-Fond (ohne gehärtete Fette)
Dill, frisch

Den gesalzenen Rotbarsch in Rapsöl braten, Sojacreme und Gemüse-Fond nach Geschmack dazugeben und kurz aufkochen lassen. Anschließend mit Kräutersalz würzen und den frischen Dill darüberstreuen.
Als Beilagen eigenen sich Gnocchi und Erbsengemüse.

Rotbarsch-Geschnetzeltes mit Nüssen und Mandarinen (für 2 Portionen)

500 g Rotbarschfilet, frisch
3 EL Mandelblättchen
3 EL Kokosnüsse, geraspelt,
1 Päckchen Cashew-Kerne
Kräutersalz
Walnussöl
Olivenöl
1 Päckchen Sojacreme
Gemüsebrühe (ohne gehärtete Fette)
Austernsoße - nach Geschmack
Dill, getrocknet
Zitronenblätter
1 Dose Mandarinen

Mandelblättchen, Kokosnüsse und Cashew-Kerne in Walnussöl rösten.
In einer separaten Pfanne das Rotbarschfilet in Olivenöl anbraten, bis es fast gar ist. Dann mit Kräutersalz würzen. Die Sojacreme unterheben und mit der Gemüsebrühe und Austernsoße – je nach Geschmack – abschmecken.
Den getrockneten Dill und die Zitronenblätter mitköcheln lassen.
Anschließend den Fisch mit dem Holzlöffel in kleine Stücke zerteilen und die gerösteten Nüsse sowie die Mandarinen vorsichtig darunterheben.
Als Beilagen eignen sich Vollwertreis und Eisbergsalat.

Schollenfilet mit Karottensalat (für 2 Portionen)

2 kleine Schollen, entgrätet
Olivenöl
Ur-Salz

Karottensalat
5 – 6 Karotten, geschält und geraspelt
Olivenöl
Zitronensaft
Pfeffer
Petersilie, klein gehackt
Kräutersalz
Schnittlauch
1 Zwiebel, klein gehackt

Olivenöl, Zitronensaft, Pfeffer, frische Petersilie und Zwiebel als Salatsoße zubereiten und mit Kräutersalz abschmecken. Die geraspelten Karotten dazugeben, gut untermischen und kurz ziehen lassen.

Schollenfilet in heißem Olivenöl goldbraun braten, salzen und pfeffern.
Als Beilage eignen sich Bratkartoffeln »pfälzische Art« (rohe Kartoffelscheiben, die in der Pfanne gebraten werden).

**Seehecht, blau, mit Kürbiskern-
Vollwertweizenmehl-Soße** (für 2 Portionen)

1 Scheibe (ca. 500 g) Seehecht, blau
Olivenöl
Zitronensaft
Ur-Salz

Soße
1 – 2 Zwiebeln, klein gehackt
1 Knoblauchzehe, klein gehackt
1 Handvoll Kürbiskerne, fein gemahlen
Rapsöl
Gemüse-Fond (ohne gehärtete Fette)
etwas Wasser
Sekt und Sherry
Dill, getrocknet
1 Päckchen Sojacreme
Honig

Die gehackten Zwiebeln und den Knoblauch in Rapsöl glasig bis braun anbraten, das Kürbiskern-Mehl einrühren und kurz anrösten. Anschließend mit Gemüse-Fond, etwas Wasser und einem Schuss Sekt und Sherry löschen und mit dem Schneebesen locker schlagen.
Nun den Dill dazugeben und mit Sojacreme und einem Klacks Honig (Honig nicht mitkochen lassen!) abschmecken.

Den gesalzenen Seehecht auf kleiner Flamme anbraten oder in Alufolie im Backofen garen. Anschließend mit Zitrone beträufeln.
Als Beilagen eignen sich Vollwertreis und gedünstetes Rosenkohlgemüse.

Kabeljaufilet, gebraten, mit Karotten, roten Bohnen und Walnüssen (für 2 Portionen)

500 g Kabeljaufilet
Olivenöl
Kräutersalz
Pfeffer
Zitronensaft
4 große Karotten, geschält und in feine Scheiben geschnitten
1 Tasse rote Bohnen, gekocht
1 Handvoll Walnüsse, zerhackt
Olivenöl
Muskat
Majoran
Curry
Gemüse-Fond (ohne gehärtete Fette)
Petersilie, fein gehackt
Schnittlauch, in kleine Ringe geschnitten

Zuerst die fein geschnittenen Karotten mit den Walnüssen in heißem Walnussöl anbraten. Anschließend die gekochten roten Bohnen dazugeben, mit Muskat, Majoran und etwas Curry sowie Gemüse-Fond würzen und zum Schluss Petersilie und Schnittlauch darüberstreuen.

Das Kabeljaufilet in der Pfanne knusprig braten. Anschließend mit Kräutersalz und Pfeffer würzen und mit Zitrone beträufeln.

Als Beilage eignen sich Gnocchi mit Zwiebelringen goldgelb gebraten.

Bio-Seelachs-Geschnetzeltes mit gebratenem Chicorée und Grünkern (für 2 Portionen)

500 g Bio-Seelachs, frisch
1 Knoblauchzehe, gehackt
Olivenöl
etwas Roséwein
Gemüse-Fond (ohne gehärtete Fette)
1 Päckchen Sojacreme
Dill, getrocknet
Curry
etwas Sojamehl
3 Chicorées, längs halbierte Streifen
1 Zwiebel, in kleine Würfel geschnitten
2 Knoblauchzehen, fein gehackt
Walnussöl
½ Tasse Grünkern
Kräutersalz

Den Grünkern am Abend zuvor in Wasser einweichen oder ca. ½ Stunde weich kochen.

Das Seelachsfilet mit einer Knoblauchzehe (die etwas später hinzugegeben wird, damit sie nicht schwarz wird) in Olivenöl garen. Kurz bevor es gar ist, mit dem Holzlöffel in Stücke teilen und mit Roséwein löschen. Gemüse-Fond, Sojacreme, Dill, Curry (nach Geschmack) hinzufügen und kurz aufkochen lassen. Dabei das Sojamehl mit dem Schneebesen unterrühren, bis es sämig wird.

In einer zweiten Pfanne die Zwiebel und eine Knoblauchzehe in heißem Walnussöl glasig dünsten, den Chicorée dazugeben und goldbraun braten.

Anschließend den eingeweichten Grünkern hinzufügen und kurz mitbraten lassen.

Als Beilage eignet sich Basmatireis.

Tipp: Eine Tasse Grünkern-Wasser warm oder kalt getrunken reinigt das Körpergewebe.

Alaska-Seelachsfilet mit Auberginen-Gemüse
(für 2 Portionen)

500 g Alaska-Seelachsfilet
Kräutersalz
Pfeffer
Olivenöl
Zitronensaft
Dill, frisch
2 Auberginen, in Scheiben geschnitten
1 Zwiebel, klein gehackt
1 Knoblauchzehe, zerquetscht
Olivenöl
Ur-Salz

Auberginen mit Salz beträufeln und ca. 1 – 2 Stunden stehen lassen, damit die Flüssigkeit entzogen wird. Anschließend mit einem Küchentuch abtupfen und mit der Zwiebel und Knoblauchzehe in Olivenöl anbraten. Mit Ur-Salz würzen.

Das Alaska-Seelachsfilet mit Kräutersalz und Pfeffer würzen und in Olivenöl braten.
Mit etwas Zitronensaft beträufeln und je nach Geschmack mit frischem Dill bestreuen.
Als Beilage eignen sich Bratkartoffeln »pfälzische Art« oder Schupfnudeln.

Tipp: Bratkartoffeln »pfälzische Art« werden mit rohen Kartoffeln zubereitet. Rohe, sehr dünn geschnittene Kartoffelscheiben in heißem Öl knusprig braun durchbraten. Salzen, pfeffern – fertig!

SALATE & SNACKS

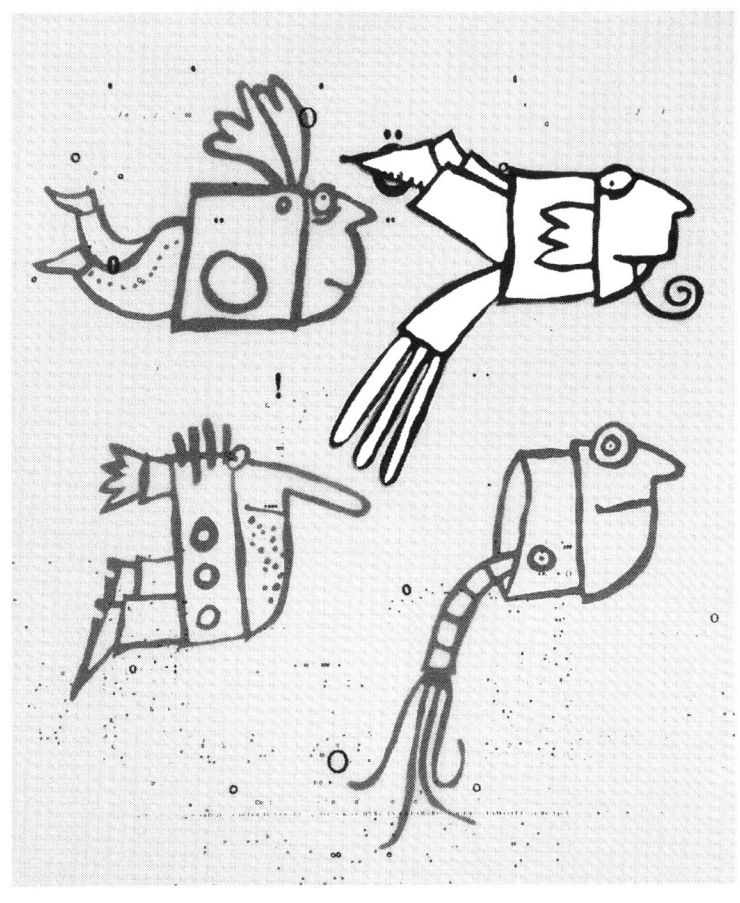

»Ich glaube, dass Krankheit ein Feedback-System unseres Körpers ist. Sie signalisiert uns, dass wir uns verändern sollen. Ich glaube, dass wir, bevor wir krank werden, emotionalen Kummer erfahren. Aber die meisten von uns sind sich dessen nicht bewusst, und wir beachten ihn nicht.
Wenn wir also die ungesunden Dinge weiter tun, auf ungesunde Weise denken, auf ungesunde Weise leben, dann ist das, was dem Kummer folgt, die körperliche Krankheit. Sie stoppt uns, und sie drängt uns dazu, uns zu verändern. Also sehe ich Krankheit als Feedback-System, das in unsere menschliche Existenz eingebaut ist, das uns hilft, mit den Dingen aufzuhören, die nicht gut für uns sind.«

Dr. Paul Simonton

Salate

Vinaigrette (für 2 Tassen)

2 EL Balsamico-Essig
4 EL Olivenöl
1 EL Wasser
1 – 2 Knoblauchzehen, gepresst
Ur-Salz
Pfeffer
etwas Ahornsirup

Alle Zutaten in einer Schale oder einem geschlossenen Glas gut durchmixen und mit beliebigem Salat anrichten.

Orangensoße (für ca. 4 Portionen)

100 ml Orangensaft ohne Zuckerzusatz
6 EL Senf
5 EL Olivenöl
Ur-Salz
schwarzer Pfeffer

Orangensaft, Senf und Olivenöl im Mixer zu einer Soße schlagen und nach Geschmack würzen.
Die Soße passt gut zu Blattsalaten.

Avocadosalat mit Tomaten und Kürbiskernen
(für 2 Portionen)

2 Avocados, klein gewürfelt
4 Tomaten, klein geschnitten, ohne Kerne
Ur-Salz
Zitronensaft nach Geschmack
Pfeffer
Olivenöl
1 EL Balsamico-Essig
1 TL mittelscharfer Senf
1 EL Kürbiskernmehl
100 g Kürbiskerne

Avocado-Fruchtfleisch mit Ur-Salz, Zitronensaft und Pfeffer würzen und die klein geschnittenen Tomaten leicht zerquetschen, damit der Saft entzogen wird, dazugeben und salzen.

Öl, Balsamico-Essig und Senf gut verrühren und über die Avocados und Tomaten gießen und ziehen lassen.

Anschließend die Kürbiskerne in einer Pfanne ohne Öl knusprig rösten und über den Salat streuen.

Mit Vollkorn-Baguette servieren.

Feldsalat mit Krabben und gerösteten Cashew-Kernen (für 2 Portionen)

ca. 100 g Feldsalat
1 Zwiebel, fein gehackt
1 Knoblauchzehe, gequetscht
Olivenöl
Basilikum, frisch
Balsamico-Essig
Kräutersalz
Ahornsirup
1 Handvoll Cashew-Kerne
Rapsöl
Krabben – nach Belieben
Vollwert-Ciabatta

Feldsalat mit Zwiebel, Knoblauch, Olivenöl, frischem Basilikum, Balsamico-Essig, Kräutersalz und Ahornsirup nach Geschmack anmachen.
Cashew-Kerne in Rapsöl anrösten und abkühlen lassen. Nun die Krabben und die erkalteten Cashew-Kerne unter den Salat mischen.
Mit dunklem Vollwert-Ciabatta servieren.

Rotkrautsalat (für 2 Portionen)

1 kleiner Kopf Rotkraut, fein geschnitten
Ur-Salz nach Geschmack
etwas Honig
1 Tasse Brottrunk
Grünkern, ganz, weich gekocht oder
abends in Wasser gestellt
Kümmel
Muskat
Zimt
50 g Walnüsse
1 Apfel, gewürfelt

Das fein geschnittene Rotkraut salzen und mit den Händen durchkneten. Mit Honig, Brottrunk, Grünkern und den Gewürzen abschmecken.

Die Walnüsse und den gewürfelten Apfel unter den Rotkrautsalat mischen.

Salate

Kartoffelsalat (für 3 – 4 Portionen)

6 mittelgroße gekochte Kartoffeln, gewürfelt
5 – 6 EL eifreie Mayonnaise
5 EL Balsamico-Essig
1 große Zwiebel, gehackt
4 – 6 Stangen Sellerie, geschnitten
Ur-Salz
Pfeffer
Edelsüßer Paprika

Alle Zutaten in einer Schüssel vermengen, nach Geschmack würzen und mit etwas Paprika bestreuen.

Tipp: Eifreie Mayonnaise einfach selbst gemacht auf Seite 37!

Kartoffelsalat mit Kichererbsen und Tofu
(für 3 – 4 Portionen)

500 g Pellkartoffeln, ganz, mit Schale gekocht
½ l Gemüsebrühe (ohne gehärtete Fette)
1 Dose Kichererbsen
1 Salatgurke, fein geschnitten
2 Zwiebeln, fein gehackt
4 Tomaten, fein gewürfelt
1 Packung Tofu – neutral – in Würfel geschnitten
Olivenöl
2 EL Balsamico-Essig
2 TL Senf, scharf
1 Bund Petersilie, fein gehackt
Ur-Salz
schwarzer Pfeffer

Die noch warmen gepellten Kartoffeln in Scheiben schneiden und mit der lauwarmen Gemüsebrühe übergießen. Die Kichererbsen, Gurke, Zwiebeln und Tomaten dazugeben und mit Olivenöl, Balsamico-Essig, Senf, Petersilie, Ur-Salz und Pfeffer würzen.
　Den Tofu in Olivenöl anbraten und, sobald er abgekühlt ist, darunterheben und alles gut durchziehen lassen.

Bohnen-Paprika-Mais-Salat (für 2 – 3 Portionen)

1 kleine Dose Kidneybohnen
1 Dose Gemüsemais
1 rote, 1 gelbe und 1 grüne Paprikaschote, gewürfelt
4 Tomaten, klein geschnitten
1 Bund Petersilie, fein gehackt
1 Zwiebel, gewürfelt
4 EL Olivenöl
2 EL Balsamico-Essig
1 TL milder Senf
Sojasoße nach Geschmack
etwas Ahornsirup
Ur-Salz
Pfeffer

Die in einem Sieb gut abgespülten Kidneybohnen mit dem Mais, den gewürfelten Paprikaschoten, Tomaten, der Petersilie und Zwiebel in einer Schüssel gut mischen. Mit Olivenöl, Balsamico-Essig, Senf, Sojasoße und Ahornsirup anrichten, salzen und pfeffern und anschließend gut durchziehen lassen.

Grüner und roter Bohnen-Salat mit Mais, Grünkern und Nüssen (für 3 – 4 Portionen)

1 rote, 1 gelbe und 1 grüne Paprikaschote,
in Streifen geschnitten
1 mittlere Dose Mais
1 Glas eingekochte grüne Bohnen
rote Bohnen aus der Dose
1 Zwiebel, fein gehackt
1 – 2 Knoblauchzehen, fein gehackt
Walnüsse nach Gusto
Grünkern nach Gusto
Curry
Basilikum
Rosmarin
Thymian
Kräutersalz
Balsamico-Essig
Oliven- und Kürbiskernöl
Ahornsirup

Grünkern am Abend zuvor in Wasser einweichen oder ca. $\frac{1}{2}$ Stunde weich kochen und abkühlen lassen.

Paprika, Mais, Bohnen, Zwiebeln und Knoblauch mit den Walnüssen und den Kräutern zum Grünkern dazugeben, mit Balsamico-Essig, den Ölen und dem Ahornsirup abschmecken und gut durchmischen.

Einen pikanten Geschmack erhält der Salat, wenn die Nüsse in Öl angeröstet werden.

Nach dem Abkühlen einfach darüberstreuen.

Tipp: Eine Tasse Grünkern-Wasser warm oder kalt getrunken reinigt das Körpergewebe.

Karottensalat (für 2 – 3 Portionen)

ca. 6 große Karotten, geraspelt
Olivenöl, Kürbiskern- und Rapsöl
Balsamico-Essig, hell
Kräutersalz
Pfeffer
Ahornsirup
Petersilie, fein gehackt
Liebstöckel
Muskatnuss
Kürbiskerne
Sonnenblumenkerne
Zitronenmelisse
1 Handvoll Walnüsse, gehackt

Olivenöl, Kürbiskern- und Rapsöl sowie Balsamico-Essig (nach Geschmack) über die geraspelten Karotten gießen. Mit Kräutersalz, Pfeffer, Ahornsirup, Petersilie, Liebstöckel und Muskat würzen und gut durchmischen.

Anschließend die Kürbis- und Sonnenblumenkerne darüberstreuen und mit Zitronenmelisse und den Walnüssen garnieren.

Der Salat, der einen süßlichen Geschmack haben sollte, eignet sich sehr gut zu Fischgerichten mit Reis.

Selleriesalat mit Tofu und Birnen (für 2 Portionen)

ca. 400 g Knollensellerie, grob gerieben
1 Birne, in feine Scheiben geschnitten
100 g Tofu, gewürfelt
Sesamöl
Olivenöl
2 EL Sojacreme
Zitronensaft
Pfeffer
Kräutersalz
Koriander

Sesamöl, Sojacreme, Zitronensaft und Gewürze in einer Schüssel verrühren und den Sellerie darunterheben.
Vor dem Anrichten die Tofuwürfel in Olivenöl anbraten, mit Kräutersalz und Koriander würzen und mit der Birne auf dem Selleriesalat verteilen.

Waldorfsalat (für 2 Portionen)

4 mittelgroße Äpfel, mit Schale in Würfel geschnitten
½ Knolle Sellerie, fein geraspelt
50 g Walnüsse, gehackt
5 – 6 EL eifreie Mayonnaise oder Sojacreme
Ur-Salz
Blattsalat zum Dekorieren

Äpfel, Sellerie und Walnüsse vermengen und soviel Mayonnaise oder Sojacreme hinzufügen, bis eine gute Bindung erreicht ist. Salzen und zugedeckt für 2 – 3 Stunden kalt stellen.
Anschließend gut umrühren und auf den Salatblättern anrichten.

Bohnen-Thunfisch-Salat (für 2 – 3 Portionen)

1 Dose oder 1 Glas eingekochte grüne Bohnen
1 Dose Thunfisch
2 Zwiebeln, fein gehackt
2 Knoblauchzehen, gequetscht
Kräutersalz
Ahornsirup
Bohnenkraut
Olivenöl
Balsamico-Essig

Zwiebeln und Knoblauch mit den Bohnen und dem Thunfisch in einer Salatschüssel vermengen, Kräutersalz, Ahornsirup, Bohnenkraut, Olivenöl und Balsamico-Essig dazugeben, nochmals gut durchmischen, fertig!

Matjessalat »Heide« (für 2 Portionen – als Vorspeise)

2 Matjes-Doppelfilets, in kleine Stücke geschnitten
1 mittelgroße Schalotte, klein gehackt
1 mittelgroßer Apfel, in Würfel geschnitten
3 – 4 kleine Gewürzgurken, in Würfel geschnitten
1 kleine Gurke, in Würfel geschnitten
evtl. ½ rote Paprika, klein gewürfelt
Saft einer ganzen Zitrone
Pfeffer
Petersilie, frisch, klein gehackt
evtl. etwas Meersalz – nach Geschmack

Alle Zutaten in einer Schüssel mischen, mit Zitrone und Pfeffer würzen und die Petersilie darüberstreuen. Gegebenfalls noch mit etwas Meersalz nachwürzen.

Rote-Linsen-Salat (für 2 – 3 Portionen)

250 g rote Linsen
1 Tofu natur, in kleine Stücke geschnitten
3 – 4 mittlere bis große Knollen Rote Bete,
in kleine Stücke geschnitten
8 Kirschtomaten, halbiert
Käseersatz, in kleine Stücke geschnitten
etwas Chilischote (ohne Kerne und ohne Strunk)
2 Frühlingszwiebeln, fein gehackt
Rapsöl und Olivenöl
Zitronensaft einer halben Zitrone
Balsamico-Essig
Ur-Salz
Pfeffer
Petersilie, klein gehackt

Die Linsen 10 Min. köcheln, danach abkühlen lassen und absieben.

Tofu, Rote Bete, Kirschtomaten, Käseersatz, die Chilischote und die Frühlingszwiebeln vermengen. Raps- und Olivenöl, Balsamico-Essig und Zitronensaft nach eigenem Geschmack dazugeben und mit Ur-Salz und Pfeffer würzen. Die Petersilie darüberstreuen.

Anschließend die Linsen mit einem Salatbesteck leicht unterheben und ca. 10 Min. ziehen lassen.

Snacks

Vollkorn-Ciabatta mit Knoblauch-Bruschetta, roten Bohnen, Walnüssen und Ruccola-Salat
(für 2 – 3 Portionen)

1 Vollkorn-Ciabatta
3 Knoblauchzehen, ganz
Bruschetta (fertig gekauft)
1 Handvoll Walnüsse, gehackt
Olivenöl
ca. 400 g rote Bohnen
Ruccola-Salat

Sauce
Olivenöl
Balsamico-Essig
Kräutersalz
Honig oder Rohzucker
Rosmarin
Basilikum
1 Knoblauchzehe, zerdrückt
2 Zwiebeln, fein gehackt

Das Ciabatta im Ofen fertig backen und mit Knoblauchzehen einreiben. Die Bruschetta darauf geben.

Die Bohnen mindestens 4 Stunden oder über Nacht in so viel Wasser einweichen, dass sie gut bedeckt sind. Das Wasser abgießen und die Bohnen gut abspülen. Anschließend in einem Topf mit ausreichend Wasser zum Kochen bringen. Bei reduzierter Hitze die Bohnen so lange köcheln lassen, bis sie weich sind (ca. eine dreiviertel Stunde).

Die Walnüsse in Olivenöl anrösten und anschließend die roten Bohnen dazugeben.

Den Ruccola-Salat mit Olivenöl, Balsamico-Essig, Kräutersalz, Honig oder Rohzucker, Rosmarin, Basilikum, Knoblauch und Zwiebeln anmachen.

Auf einem Teller die mit Bruschetta belegten Ciabatta, die Bohnen mit den Walnüssen und dem Ruccola-Salat anrichten.

Maismehltortillas mit Oliven (für 12 Tortillas)

250 g feines Maismehl
etwas Ur-Salz
ca. 300 ml Wasser oder mehr
ein paar schwarze Oliven, klein geschnitten

Das Mehl mit dem Ur-Salz mischen und nach und nach das Wasser dazugeben, bis durch das Kneten ein weicher, griffiger Teig entsteht.

Anschließend die Oliven dazugeben und 12 Kugeln aus der Teigmasse formen und kalt stellen. Nach ca. 1 Stunde die Kugeln zu dünnen Pfannkuchen ausrollen und in Olivenöl von beiden Seiten jeweils 1 – 2 Min. backen.

KUCHEN & DESSERTS

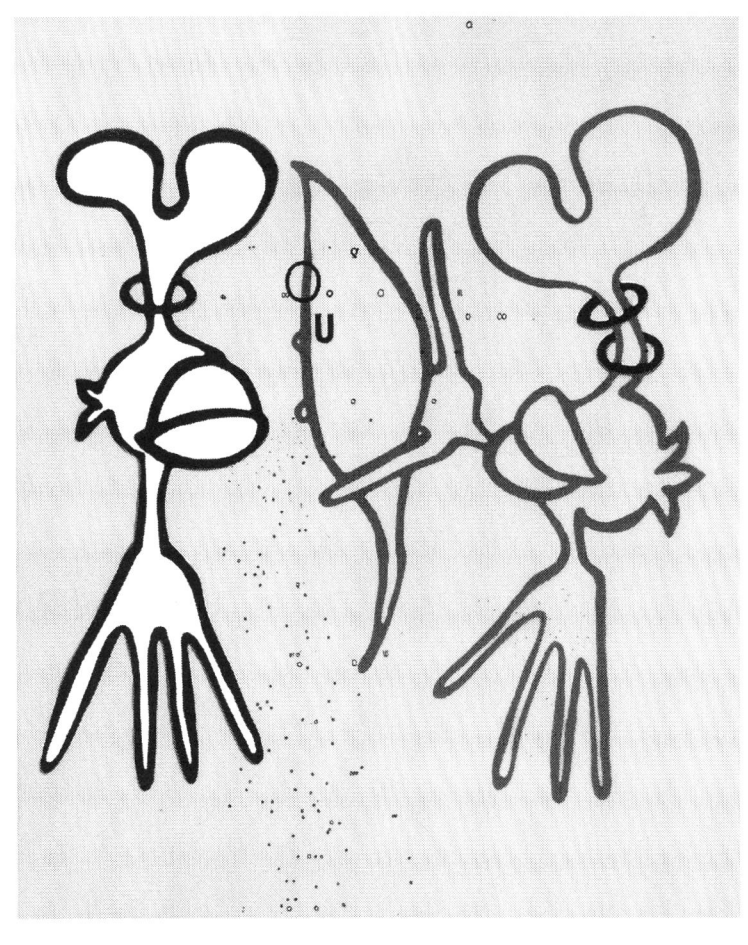

Das Rad des Lebens
dreht sich weiter,
ob wir wollen oder nicht,
darum ist es viel gescheiter,
ja es ist sogar die Pflicht,
mit dem Rade sich zu drehen,
ob im Schatten oder Licht
Mitte finden -
trotzdem nicht zu kippen,
Zentrum haben –
trotzdem auszuflippen.

*Heide Wippe*r

Vollwertmehl-Kuchen

Sich hin und wieder ein Stück Kuchen zu gönnen, schadet nicht. Benutzen Sie zum Backen aber ein Vollwertmehl.

Schokoladenkuchen

½ Pfd. Margarine (ohne gehärtete Fette)
5 Eier
½ Pfd. Rohzucker
Bourbon-Vanille
150 g Nüsse (am besten schmecken Walnüsse), gehackt
180 g Weizenvollkornmehl
½ Päckchen Backpulver
½ Pfd. Blockschokolade, mit 5 EL Wasser aufgelöst

Die Eier unter die zerlaufene Margarine, sobald sie erkaltet ist, verrühren, Zucker, Bourbon-Vanille und die gehackten Nüsse dazugeben und das Weizenvollkornmehl mit dem Backpulver nach und nach mit einrühren.

Anschließend alles mit der aufgelösten Blockschokolade, sobald sie ziemlich erkaltet ist, gut verrühren.

Bei 170 °C backen (ca. 55 Min.).

Apfelkuchen mit Schokoladenkrümeln

Teig
150 g Margarine (ohne gehärtete Fette)
150 g Rohzucker
1 Päckchen Vanillinzucker
3 Eier
1 Prise Zimt
200 g Weizenvollkornmehl
1 TL Backpulver
100 g Mandeln, gemahlen

1 kg Äpfel, geschält, entkernt und
in kleine Scheiben geschnitten
Saft und Schale einer unbehandelten Zitrone

Schokoladenkrümel
250 g Weizenvollkornmehl
120 g Rohzucker
1 Päckchen Vanillinzucker
Kakao nach Geschmack

Die zerlaufene Margarine, den Rohzucker, Vanillinzucker, Eier und Zimt mit dem Rührgerät vermengen. Das Mehl mit dem Backpulver und den Mandeln unterrühren, bis der Teig glatt ist.
Den Teig ausrollen und auf ein gefettetes Backblech legen und am Rand etwas hochziehen.
Nun die Apfelscheiben auf dem Kuchen verteilen.

Für die Schokoladenkrümel das Mehl, den Rohzucker, Vanillinzucker und Kakao in eine Schüssel geben und mit der Hand kleine Streusel kneten, die anschließend über die Äpfel verteilt werden.
Im Ofen ca. 50 – 55 Min. bei 180 °C backen.

Obstkuchen

150 g Weizenvollkornmehl
100 g Haselnüsse, fein gemahlen
100 g Almasan
30 g Rohzucker
1 Prise Ur-Salz
4 EL kaltes Wasser
Almasan zum Einfetten
100 g vegane Zartbitterschokolade, geschmolzen
500 g beliebiges Obst

Glasur
3 EL Marmelade, erwärmt und glatt gerührt
Alternativ: Tortenguss
½ l Fruchtsaft oder Wasser
1 TL Zucker
1 TL Agar-Agar

Die fein gemahlenen Nüsse in einer Pfanne ohne Fett anrösten. Mehl, Almasan, Rohzucker, 1 Prise Ur-Salz sowie das kalte Wasser dazugeben und mit den Händen einen Mürbeteig zubereiten.

Den Teig im Kühlschrank 30 Min. stehen lassen und anschließend auf eine mit Almasan eingefettete Obstkuchenform verteilen. Mit der Gabel an verschiedenen Stellen einstechen und bei 200 °C ca. 20 Min. backen.

Die Schokolade in einem Topf schmelzen und mit einem Pinsel auf dem erkalteten Kuchenteig verteilen. Nach dem Erkalten mit Obst belegen und mit der warmen flüssigen Marmelade bestreichen.

Alternativ mit Tortenguss: 150 ml Saft oder Wasser mit dem Zucker zum Kochen bringen. Das Agar-Agar-Pulver in der restlichen Flüssigkeit verquirlen und in den kochenden Saft rühren. Unter ständigem Rühren 2 Min. kochen und kurz abkühlen lassen. Sobald der Guss etwas Festigkeit bekommen hat, mit einem Esslöffel auf dem Obstkuchen verteilen.

Apfel-Streusel-Kuchen

250 g Almasan
200 g Rohzucker
1 Prise Ur-Salz
500 g Weizenvollkornmehl
1 Päckchen Backpulver
1 Päckchen Bourbon-Vanille
4 EL kaltes Wasser
etwa 1 kg Äpfel, geschält, geviertelt und
Kerngehäuse entfernt

Streusel
250 g Vollkornmehl
120 g Rohzucker
1 Päckchen Vanillinzucker
100 g Almasan

Für den Mürbeteig Almasan mit dem Zucker und der Prise Ur-Salz schaumig rühren. Das Backpulver unter das Mehl mischen und mit der Bourbon-Vanille unter die Mischung kneten. Anschließend das kalte Wasser dazugeben und mit den Händen kräftig kneten. Den Teig zu einer Rolle formen und in den Kühlschrank legen.

Für die Streusel alle Zutaten miteinander verkneten und mit den Fingern Streusel krümeln.

Den Teig auf einem eingefetteten Backblech ausrollen, die Äpfel und Streusel darauf verteilen und bei 180 °C ca. 45 Min. backen.

Karottenkuchen

3 große Karotten, fein geraspelt
1 Tasse Olivenöl
4 Eier
1 Tasse Weizenvollkornmehl
1 Tasse Maismehl
1 ½ Tassen Rohzucker
1 Päckchen Bourbon-Vanille
1 Prise Zimt (nach Geschmack)
1 Päckchen Backpulver

Alle Zutaten in eine Schüssel geben und mit einem Schneebesen oder einem Mixer gut durchmischen.
Im Backofen bei 200 °C 45 Min. backen.

Desserts

Frischer Obstsalat (für 2 – 3 Portionen)

2 Bananen, in Scheiben geschnitten
2 Äpfel, in Scheiben geschnitten
2 Birnen, in Scheiben geschnitten
2 Orangen oder 3 Mandarinen, geschält und in
kleine Stückchen fein geschnitten
1 Handvoll Rosinen
Nüsse (Haselnüsse, Walnüsse, Kürbiskerne,
Sonnenblumenkerne, Cashewkerne o. a.)
evtl. Kürbiskernöl
Saft einer halben Zitrone
Ahornsirup
Zimt
evtl. »rosa Beeren« nach Geschmack), fein gemörsert

Das Obst und die Rosinen vermischen. Die Nüsse, entweder in Kürbiskernöl geröstet oder natur dazugeben.
Den Saft einer halben Zitrone hineinträufeln und mit Ahornsirup, Zimt und ggf. »rosa Beeren« abschmecken.
Das Ganze mindestens 1 Stunde ziehen lassen.

Desserts

Frische Brombeeren in Soja-Sahne-Soße
(für 2 Portionen)

3 Handvoll frische Brombeeren
1 Päckchen Soja-Sahne, ungesüßt!
Ur-Süße
Ahornsirup
Zimt (nach Geschmack)
Saft einer halben Limone

Die Brombeeren gut waschen und abtropfen lassen. Mit Soja-Sahne, Ur-Süße und Ahornsirup sowie Zimt abschmecken. Saft einer halben Limone am Schluss darüber träufeln und gut vermischen.

Schokoladencreme (für 2 Portionen)

½ l Wasser
40 g Weizenvollkornmehl
ca. 50 g Ahornsirup
3 EL Kakaopulver
Mark einer Vanilleschote
½ TL Zimt
3/8 l Soja-Sahne, ungesüßt
1 EL Pistazien, fein gehackt

Das Wasser mit dem Weizenvollkornmehl unter Rühren aufkochen und erkalten lassen. Ahornsirup, Kakao, Mark einer Vanilleschote und den Zimt darunterrühren. Die geschlagene Soja-Sahne bis auf einen kleinen Rest zum Garnieren unterheben.
Die Creme in Glasschälchen füllen, mit der restlichen Soja-Sahne und den fein gehackten Pistazien garnieren.

Reisküchlein mit Rhabarber (für 3 – 4 Portionen)

Kompott
400 g Rhabarber, geschält und in kleine Stücke geschnitten
50 g Honig
2 EL Apfelsaft
1 Vanilleschote
250 g Erdbeeren, in Scheibchen geschnitten

Reisküchlein
200 g Naturrundkornreis
500 ml Soja-Milch
1 unbehandelte Zitronenschale
1 Prise Ur-Salz
40 g Ahornsirup
100 g Mandeln, gemahlen
1 EL Orangenlikör
50 g Weizenvollkornmehl
50 g Margarine (ohne gehärtete Fette)

Rhabarberstücke mit Honig, Apfelsaft und dem Mark der Vanilleschote in einem Topf vermengen und zugedeckt eine Stunde ziehen lassen.

Den Reis mit Soja-Milch, der Zitronenschale und 1 Prise Ur-Salz aufkochen, Ahornsirup dazugeben und zugedeckt bei schwacher Hitze ca. 40 Min. garen. Anschließend von der Kochstelle nehmen und abkühlen lassen.

Den Topf mit dem Rhabarber aufkochen und zugedeckt bei schwacher Hitze 10 Min. garen lassen.

Erdbeeren untermischen und das Kompott abkühlen lassen.

Die Zitronenschale aus dem Reis entfernen und dann die Mandeln, Orangenlikör und das Mehl unter den Reis mischen.

Von dem Reisbrei mit einem Esslöffel runde Küchlein abstechen und bei mittlerer bis schwacher Hitze auf jeder Seite etwa 8 bis 10 Min. in Margarine braten.

Die Küchlein auf einem Teller mit dem Kompott anrichten.

Desserts

Zitronen-Mousse (für 2 Portionen)

450 ml Wasser
1 Messerspitze Meersalz
3 TL Agar-Agar
konzentrierten Apfelsaft oder Sirup nach Geschmack
1 TL Zitronenschale, gerieben (unbehandelte Zitrone)
Vanille-Essenz (nach Geschmack)
2 TL Tahini (Sesam-Mus)

Alle Zutaten in kochendes Wasser geben und 10 Min. köcheln lassen, bis sich das Agar-Agar aufgelöst hat.
Die Masse in eine Glasschüssel gießen und 1 – 2 Stunden abkühlen lassen, bis sie fest ist.
Anschließend mit einem Handmixer zu einer cremigen Konsistenz schlagen. Wenn das Mousse zu dick ist, etwas Wasser oder Apfelsaft dazurühren.

Zitronen-Kaltschale (für 2 – 3 Portionen)

¾ l Wasser
4 EL Reismehl
4 EL Ahornsirup
abgeriebene Zitronenschale (unbehandelten Zitrone)
Saft von 2 Zitronen
¼ l Weißwein
Zitronenmelisseblättchen

Das Reismehl in kochendes Wasser einrühren, aufquellen und abkühlen lassen. Den Ahornsirup, Zitronenschale, Zitrone und den Wein unterrühren und eiskalt stellen.
Vor dem Servieren mit Zitronenmelisseblättchen garnieren.

Gebratene Köstlichkeiten (für 2 Portionen)

2 Bananen
1 Apfel, in Scheiben geschnitten
1 Birne, in Scheiben geschnitten
1 Handvoll Rosinen
1 Handvoll Walnüsse
Kürbiskern- und Olivenöl
Ur-Süße
Zimt
Bourbon-Vanille (nach Geschmack)
Honig
Zitronensaft

Die Bananen in heißem Öl von beiden Seiten goldbraun anbraten und anschließend Apfel, Birne, Rosinen und die Walnüsse dazugeben.

Ur-Süße, Zimt und Bourbon-Vanille darüberstreuen und dann erst mit Honig, und anschließend mit etwas Zitronensaft beträufeln.

Soja-Milch-Reis (für 3 – 4 Portionen)

1 l Soja-Milch
250 g Reis
100 g Ur-Süße
1 Prise Meersalz
Zimt (nach Geschmack)
Rosinen (nach Geschmack)

Die Soja-Milch mit Ur-Süße zum Kochen bringen, 1 Prise Meersalz und Zimt dazugeben und den Reis einrühren. Bei mäßiger Hitze ca. 40 Min. im offenen Topf langsam köcheln lassen. Dabei mehrmals durchrühren.
Zum Schluss die Rosinen dazugeben.

Tipp: Für eine Soja-Milch-Suppe nehmen Sie einfach etwas mehr Soja-Milch, damit das Ganze flüssig bleibt.

Steinalt
will ich werden
klein
verrunzelt
mit einem Apfelgesicht
und die Hände voll Altersflecken
Steinalt
will ich werden
langsam
zerbrechlich
und voll Sehnsucht nach Zärtlichkeit
Jeder will möglichst lange leben
aber keiner will alt sein
als ob es eine Krankheit wär
sich als tatternde Greisin
oder schlurfenden Glatzkopf
wiederzufinden
beinahe schon durchsichtig
nahe der Ewigkeit
zu wohnen
Steinalt
will ich werden
müde und lebenssatt
voll Liebe und Weisheit
dass niemand dem Schicksal entgeht
Und Zeit
will ich haben
Zeit
um Abschied zu nehmen
und den richtigen Augenblick
für meinen Tod
nicht verpassen.

Lili Stollowsky

Literaturverzeichnis

Dahlke, Rüdiger: Krankheit als Sprache der Seele. Be-Deutung und Chance der Krankheitsbilder; Goldmann-Verlag
Dethlefsen, Thorwald/Dahlke, Rüdiger: Krankheit als Weg; Bertelsmann-Verlag
Hay, Louise L.: Gesundheit für Körper und Seele; Heyne-Verlag
Koppe, Angelika: Mut zur Selbstheilung. Innere Körperreisen und Visualisierungen nach der Methode Wildwuchs; Diametric Verlag
Lauster, Peter: Flügelschlag der Liebe; Econ-Verlag
Northrup, Christiane: Frauenkörper – Frauenweisheit; Zabert/Sandmann-Verlag
Schönig, Karin: Myome; FrauenGesundheitsZentrum München (Broschüre)
Stollowsky, Lili: Kostbare Grünbraunblau Gesprenkelte Sterne; Diametric Verlag
Bretz, Volker: Das Yoga Kochbuch; Yoga Vidya Verlag

Sachregister

Ahornsirup (Mapel-Sirup) 71, 130,133, 137 ff, 141, 152 ff
Amaranth-Burger 58
Ananas 106
Apfel, -kuchen, -mus, -saft 31, 38, 52, 70, 80, 84 ff, 134, 141, 148, 154 ff
Apfel-Streusel-Kuchen 150
Auberginen 59, 90, 99, 101, 120, 128
Austernpilze 62, 102
Austernsoße 94, 100 ff, 111, 115 ff, 123
Avocado, -salat, -Brotaufstrich 24, 33, 132

Bärlauch 36
Bandnudeln 97
Basmati-Reis 77, 87, 89, 90 ff, 101 ff, 105 ff, 111, 113 ff, 117 ff, 127
Beeren, rosa 152
Birnen 140, 152
Blattspinat 76, 81, 94 ff, 97
Blumenkohl, -suppe 48, 68
Bohnen, 49, 53, 60, 64, 101, 126, 137, 138, 141, 143
Bolognese 24, 96, 107
Bratkartoffeln 58, 63, 77, 125, 129
Brokkoli 51, 53, 55, 65, 87, 111, 119
Brombeeren 153
Bruschetta 143 f

Cashew-Kerne 40, 123, 133, 152
Chicorée 18, 108, 127
Chilischoten 68, 71 ff, 142
Ciabatta 133, 143 f
Curry, -soße, -Reis 67 ff, 74 f, 76, 81, 86, 89, 92, 98, 100, 102, 104 ff, 108 ff, 113 ff, 126 ff, 138

Dill, -soße 38, 54, 77, 111, 115 ff, 119, 122 ff, 125, 127
Dinkel 18

Eisbergsalat 107, 118, 123
Eisenmangel 19
Erbsen 33, 53, 88, 122, 136
Esskastanien 108

Feldsalat 92, 113
Fenchel 100, 109 ff, 113

Fisch 21, 25, 38, 111 ff, 141
Frikadellen 110

Garnelen 65, 89, 94, 117
Gemüse, -soße, -suppe 12, 24ff, 40, 46
Gnocchi 122, 126
Gratin 82
Grünkern, -suppe 18, 32, 45, 51, 55, 61, 109 ff, 127, 134, 138
Grünkohl 63
Gurken 89, 171

Kabeljau 126
Käse, -ersatz 18, 21, 24, 47, 66, 95
Karotten, -salat, -gemüse, -kuchen 32, 39 ff, 46, 53ff, 66, 74 ff, 82, 86, 96, 106, 111 ff, 115, 124, 126, 139, 151
Kartoffeln, -püree, -salat, -kuchen 16, 25, 40, 47, 49, 51 ff, 55, 58, 59, 61, 62, 63, 64, 65, 76, 80, 81 ff, 104, 109, 116, 124, 128, 135 ff
Kichererbsen 33, 136
Knoblauch 333, 36, 38 ff, 44 ff, 49, 51 ff, 55, 62, 64 ff, 67, 74 ff, 87 ff, 104 ff, 125, 127 ff, 131, 133, 138, 141, 143 ff
Kohlrabi 104
Kohlrouladen 70
Kokosmilch 101
Kokosreis 90
Krabben 133
Kresse 66
Kürbiskerne, -Soße, -öl 30, 31, 36, 38, 60, 89, 97, 125, 132, 138 ff, 152, 156
Kurkuma, -Reis 47, 67, 88, 90, 102, 118

Lauch 41, 46, 49, 50, 66, 78, 88
Linsen 67 ff, 76, 142

Macadamia-Nüsse 97
Mais 25, 55, 72, 137, 138
Mandarinen 123, 152
Mandelblättchen 105, 117, 123
Mandelreis 87
Mangold 116
Mungobohnensprossen 46

Naturreis, - schwarz 110, 114
Nektarinen 105

Obst, -kuchen, -salat 24, 149, 152
Östrogene 15 f, 17, 21
Oliven 92, 93, 144
Orangen, -soße, -Pesto 30, 48, 54, 92, 131, 152, 154

Paella 88
Paprika, -schote, -pulver 36, 39, 47, 59, 66 ff, 69, 78, 86, 88, 90, 93, 96, 98, 101, 107, 120, 121, 135, 137 ff, 141
Peperoni 59, 90

Quiche 76

Rapsöl 59, 89, 100, 109, 121, 122, 125, 133, 139, 142
Ratatouille 120
Reibekuchen 83
Reisküchlein 154
Rhabarber 154
Rosenkohl 78
Rosmarin, -Reis, -soße 26, 38, 39, 41, 53, 58, 81, 91, 94, 96, 98, 107, 117, 118, 138, 143
Rotbarsch 120 ff
Rote Bete 18, 52, 110, 142
Rotkraut, -salat 134
Ruccola-Salat 143 ff

Salat, grün 26, 69, 75
Salzkartoffeln 61, 62, 80, 82, 98, 104, 116
Sambal Olek 106, 121
Sauerkraut, -suppe 18, 55, 85
Schokolade, Schokoladencreme, -kuchen 146, 148, 153
Schollenfilet 124
Schupfnudeln 119, 128
Seehecht 125
Seelachs 127, 128
Sellerie, -salat 39, 41, 46, 53, 99, 135, 140
Soja, -Geschnetzeltes, - würstchen 19, 21, 24 ff, 63, 107, 108
Sonnenblumenkerne 30, 31, 60, 65, 117, 139, 152
Spaghetti 36, 39, 93, 96, 99, 100, 107
Spargel, grün 61 ff
Spiegelei 69
Spinat, -soße 76, 81, 94 ff, 97
Stangensellerie 53, 135
Stress 15, 19

Tagliatelle 95, 97
Thunfisch 115 ff, 141
Tofu 19, 39, 46, 50, 68, 71 ff, 81, 93, 98 ff, 136, 140, 142
Tomaten, -soße, -suppe 24, 39, 41, 44, 53, 60, 69, 73, 77, 81, 87, 93, 97, 107, 121, 132, 136 ff, 142
Tortellini 92, 94
Tortillas 144

Vegetarisch 19, 21, 24, 40, 64, 88
Vinaigrette 69, 110, 131
Vollwert, -Küchle, -reis 24, 31, 39, 85, 86, 88, 87, 91, 100, 120, 121, 123, 125, 133, 147

Walnüsse 45, 50, 70, 98, 120, 126, 134, 138, 139, 140, 143, 144, 147, 152, 156
Walnusssoße, -öl 45, 46, 70, 71, 106, 110, 111, 115, 120, 123, 126
Weißkraut 79, 80, 86
Weizenmehl (Vollkorn) 24, 40, 71, 125
Wildlachs 111, 113, 114

Zitronen, -gras, -blätter, -melisse 101, 115, 117, 123, 139, 155
Zucchini 39, 41, 45, 53, 58, 66, 74 ff, 77, 82 ff, 96, 120

frauengesundheit
Entscheidungshilfe für betroffene Frauen

Die Gebärmutter ist mehr als nur ein Reproduktionsorgan. Dennoch werden 90 Prozent der Gebärmutterentfernungen aufgrund gutartiger Erkrankungen vorgenommen und gerade bei Myom-Befunden wird Patientinnen oft vorschnell zur Organentfernung geraten.

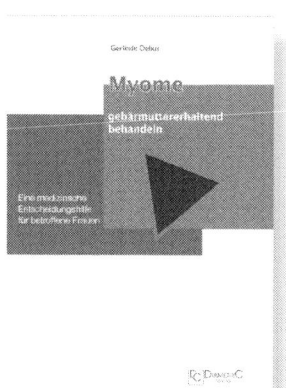

MYOME
gebärmuttererhaltend behandeln

Prof. Dr. Gerlinde Debus
ebook m. farb. Abb.
ISBN 978-3-938580-42-4

GEBÄRMUTTERENTFERNUNG?!
Organerhaltende Operationsmethoden bei Erkrankungen der Gebärmutter

Prof. Dr. Gerlinde Debus
1. Aufl. 2010, kart. m. farb. Abb.
ISBN 978-3-938580-05-9

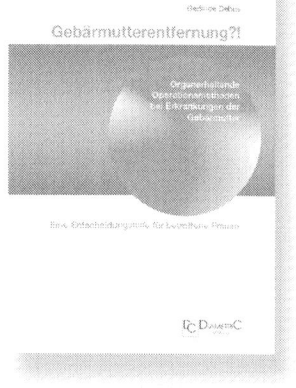